Ernährung im Triathlon

Besser essen und trinken für optimale Leistungen im Ausdauersport

EDITION triathlon

DR. MAREIKE GROSSHAUSER

ERNÄHRUNG IM TRIATHLON

BESSER ESSEN UND TRINKEN FÜR OPTIMALE LEISTUNGEN IM AUSDAUERSPORT

spomedis

Bibliografische Information der Deutschen Nationalbibliothek
Die Deutsche Nationalbibliothek verzeichnet diese Publikation in der Deutschen Nationalbibliografie; detaillierte bibliografische Daten sind im Internet über http://dnb.d-nb.de abrufbar.

1. Auflage 2010

Lektorat: Frank Wechsel, Anna Gutjahr

Layout und Satz: Anne-Christin Schröter,
Anna Schult, Bert Hildebrandt

Abbildungen: siehe Bildnachweis

Druck: Stürtz GmbH, Würzburg

Printed in Germany.

ISBN 978-3-936376-36-4

www.spomedis.de

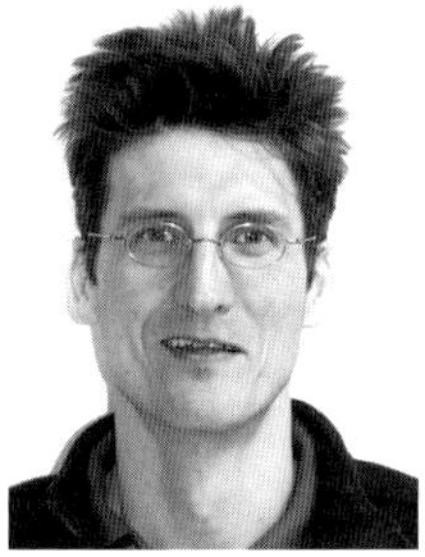

Triathleten gelten im Allgemeinen, und oft zu Recht, als die Sportler mit den größten Trainingsumfängen. Dabei stoßen sie in Regionen vor, die gerade im Freizeit- und Hobbysport früher undenkbar waren. Trainingsbelastungen von 15 bis 20 Stunden pro Woche gelten in Triathlonkreisen als normal – und dies meist neben Job und Familie. Dort werden keine Kosten und Mühen gescheut, dem Alltag das Maximum an Trainingszeit zu entziehen, die neuesten und besten Materialien anzuschaffen und die exotischsten Trainingsorte für Trainingslager auszuwählen.

Oft vergessen viele darüber ganz grundlegende Dinge, zum Beispiel wie eine bedarfsgerechte, gesunde Ernährung im Alltag eines vielseitig beanspruchten Sportler-Arbeits-Familien-Menschen zu gestalten ist. Aber gerade hier in der alltäglichen Versorgung mit Essen und Trinken gibt es oft ganz einfache Regeln, die zu beachten ein deutlich größeres Steigerungspotenzial in sich birgt, als so manch einer denkt. Nur wer sich gut ernährt, stabilisiert seine Gesundheit und kann dauerhaft Leistung bringen.

Dieses Buch wird Ihnen dazu eine wertvolle Hilfe sein, den Einfluss der Ernährung besser einzuschätzen und in der Praxis umzusetzen. Die Autorin Dr. Mareike Großhauser versteht es, die Zusammenhänge einprägsam und verständlich darzustellen und praxisorientiert zu vermitteln. Viele unserer jungen Spitzenathleten im Kader haben schon von ihrem reichhaltigen Wissen in Sachen sportgerechter Ernährung profitiert.

So wünsche ich Ihnen viel Spaß bei der Lektüre dieses Buchs und viel Erfolg beim Erreichen Ihrer persönlichen Ziele.

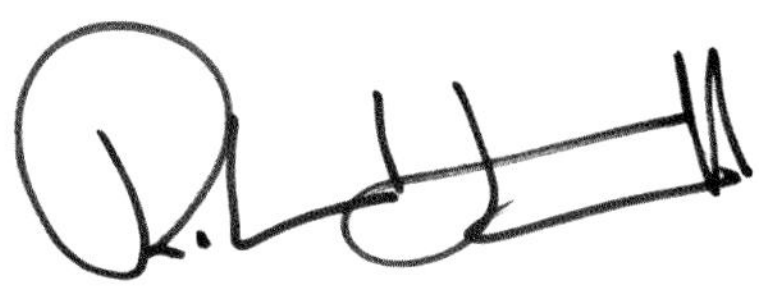

Roland Knoll
Triathlon-Bundestrainer

Berücksichtigung der Ergebnisse internationaler Fachgesellschaften und nicht zuletzt auch meine eigenen Erfahrungen mit Freizeit- und Profisportlern. Eine verständliche Darstellung mit praxisnahen Tipps und Hilfen zur Umsetzung waren mir dabei besonders wichtig. Schließlich kann nur derjenige eine Empfehlung richtig umsetzen, der auch den Hintergrund versteht.

Ernährung ist mehr, als sich nur zu ernähren – sie soll schmecken und dabei auch Vorteile für die Gesundheit und Leistungsfähigkeit bringen. Während die Basisernährung besonders die gesundheitlichen Belange bedient, setzt eine sportgerechte Ernährung die richtigen Akzente zum richtigen Zeitpunkt, was einen erheblichen Einfluss auf Sieg oder Niederlage im Wettkampf haben kann. Wie Sie dies am besten in die Tat umsetzen, können Sie in den einzelnen Kapiteln nachlesen.

Ein Triathlet muss sich in drei verschiedenen Disziplinen behaupten. Gerade hier sind die richtigen Ernährungsstrategien und das Timing der Energiezufuhr von größter Bedeutung. Je länger die Belastung andauert, umso entscheidender ist das richtige Ernährungsmanagement. Individuelle Bedürfnisse und Begebenheiten sowie die gesundheitliche Verfassung müssen bei Ernährungsempfehlungen berücksichtigt werden. Der genetische Einfluss auf verschiedene Parameter und Stoffwechselprozesse ist Gegenstand aktueller Forschungsprojekte und wird auch zukünftig von großem Interesse für die Forschung sein. Noch stehen wir am Anfang, aber bereits dieser ist äußerst spannend.

Dieses Buch wird Ihnen helfen, wichtige Zusammenhänge zu verstehen und in der Praxis zu beachten. So können Sie sowohl im Alltag als auch beim Sport die Gewissheit haben, alles für Ihre Gesundheit und Leistungsfähigkeit nach den neuesten Erkenntnissen der Ernährungswissenschaft zu tun. Ein schönes Gefühl – probieren Sie es aus!

Ich wünsche Ihnen viel Spaß beim Lesen und Optimieren sowie das Beste für Ihre Gesundheit!

Dr. Mareike Großhauser

Ihre Mareike Großhauser

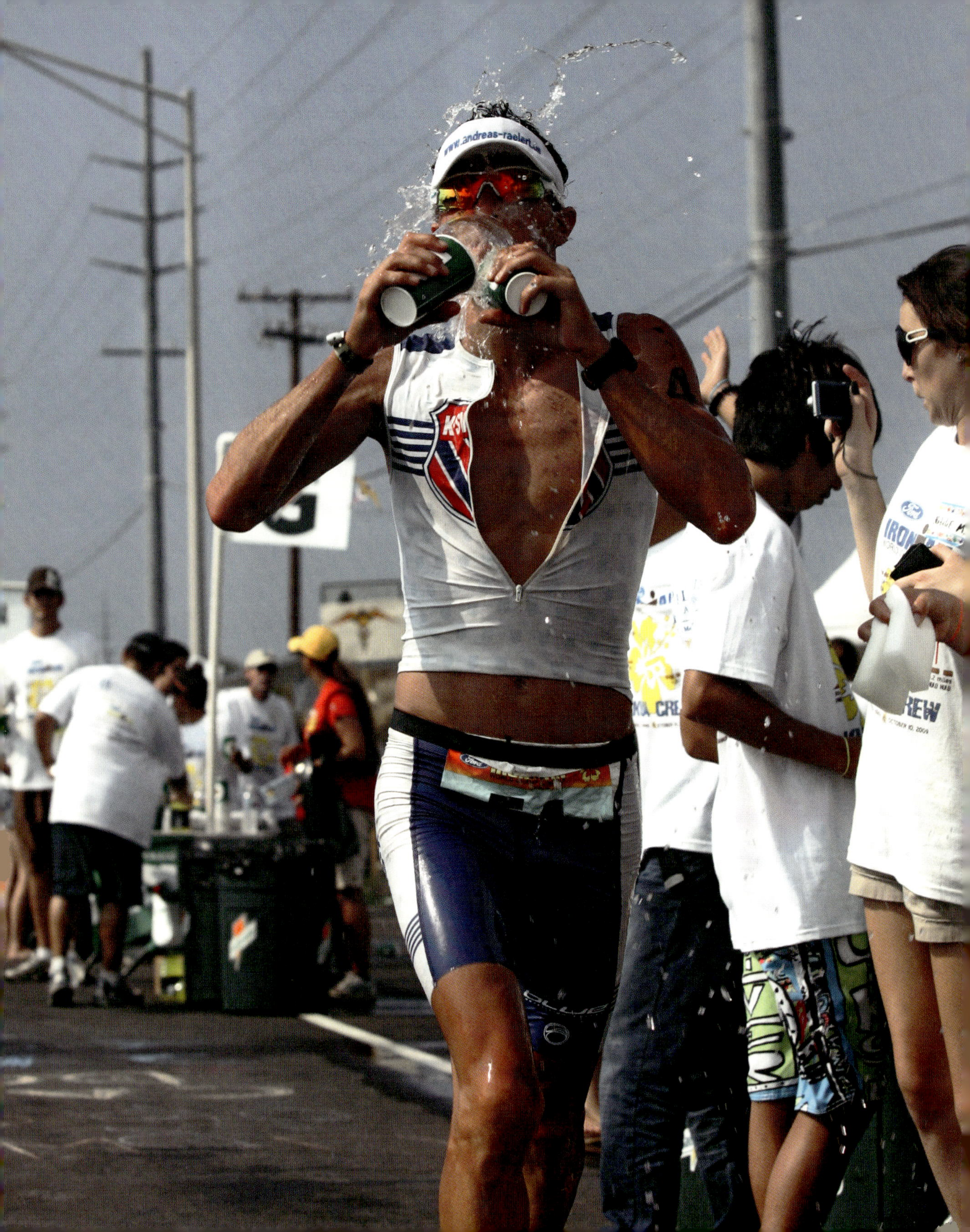
www.andreas-raelert
G

Inhalt

Kapitel 1
13 Der große Check-up

Kapitel 2
27 Ohne Energie läuft nichts!

Kapitel 3
41 Kohlenhydrate – Energiequelle Nr. 1

Kapitel 4
55 Gesundheitsschutzfaktor Fett

Kapitel 5
71 Eiweiß – Mehr als nur das Weiße vom Ei

Kapitel 6
81 Vitamine – Kleine Dosis, große Wirkung

Kapitel 7
105 Mineralstoffe – Wichtige Bausteine des Körpers

Kapitel 8
133 Der Durst nach Wasser

Kapitel 9
147 Wettkampf: Die optimale Ernährungsstrategie

Kapitel 10
173 Oxidativer Stress – Herausforderung für die Ernährung

Kapitel 11
181 Power fürs Immunsystem

Kapitel 12
187 Nahrungsergänzung – Sinnvoll oder sinnlos?

Kapitel 13
205 Gewichtsmanagement im Sport

Anhang
222 Nährwerte
229 Einkaufsliste
230 Literaturverzeichnis
240 Index
248 Bildnachweis

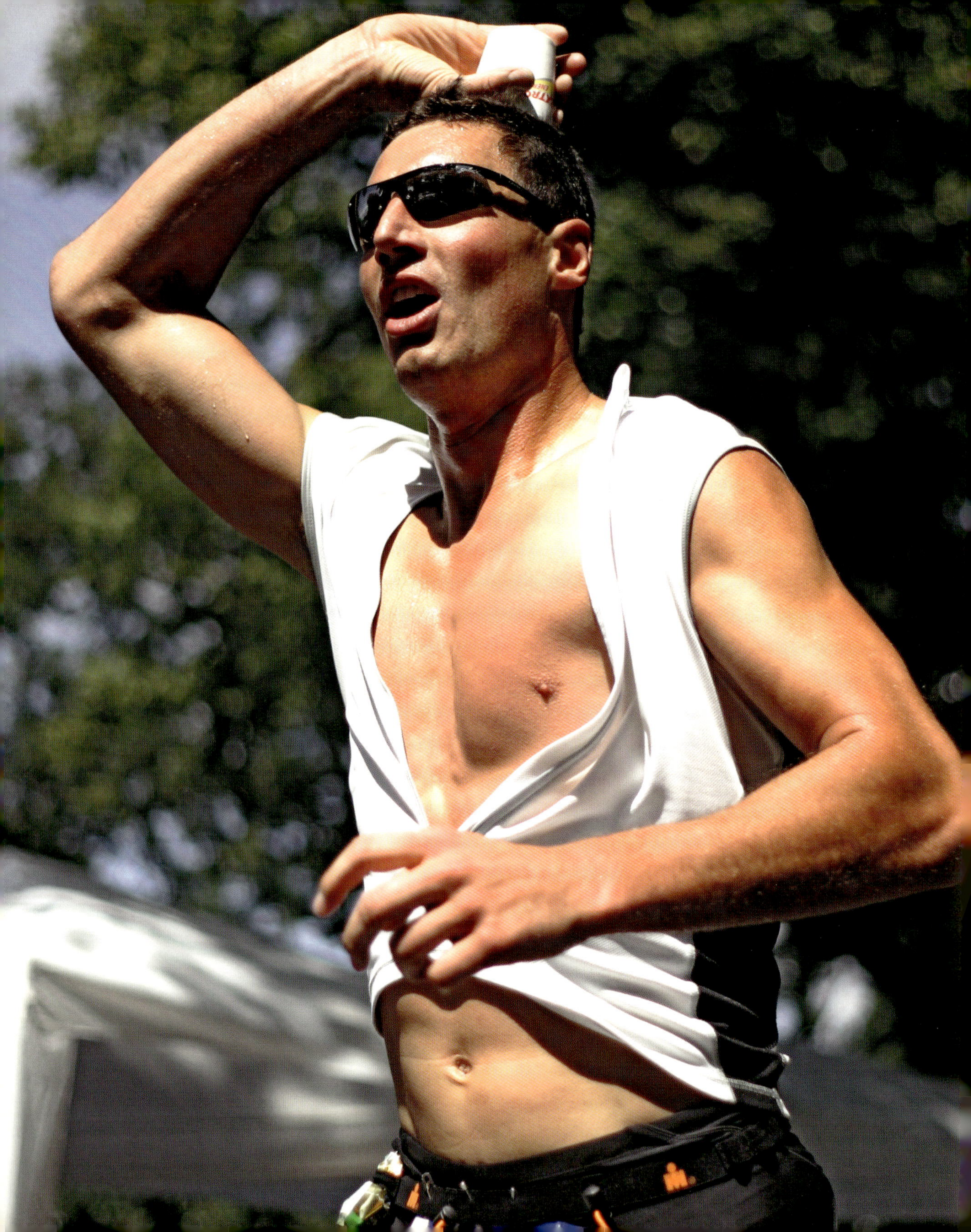

Kapitel 1

Der große **Check-up**

Nur ein gesunder Körper kann sportliche Höchstleistungen bringen. Daher geht es im ersten Kapitel darum, welche Parameter sich über die Ernährung beeinflussen lassen.

Es ist bewundernswert, wie gut erfahrene Athleten ihren Körper kennen. Beispielsweise können sie allgemeine Erkrankungen oftmals bereits im Anfangsstadium sehr gut wahrnehmen oder ihr Lauftempo auch ohne Uhr richtig einschätzen. Ab und zu haben sie auch ohne ernährungswissenschaftliche Kenntnisse ein sehr sinnvolles Verlangen nach bestimmten Nahrungsmitteln. Der Körper liefert deutliche Signale – in allen Belangen, deren Wahrnehmung einen echten Reichtum darstellt.

Neben dieser Sensibilisierung, die sich aufgrund eines jahrelangen Trainings entwickelt hat, gibt es auch objektive Parameter zur einfachen Einschätzung der körperlichen und gesundheitlichen Verfassung. Dazu gehören der Body-Mass-Index (BMI), der Körperfettanteil, der Bauchumfang, das Verhältnis von Taillen- zu Hüftumfang, die Blutbildanalyse und der Blutzuckertest.

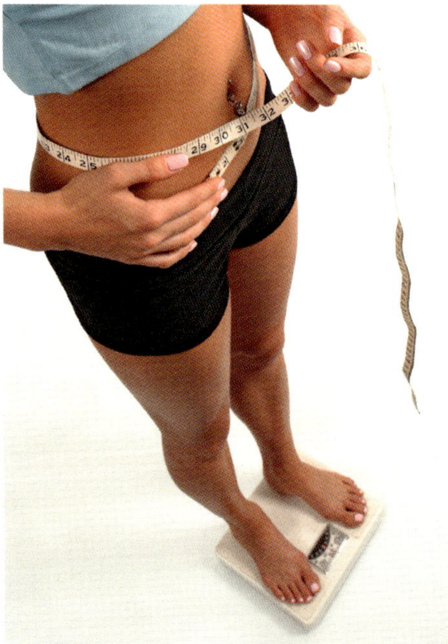

Wissen, wo man steht – verschiedene Messmethoden machen es möglich

Der Body-Mass-Index (BMI)

Der Body-Mass-Index, der bereits im 19. Jahrhundert von dem belgischen Mathematiker Adolphe Quételet erfunden wurde, errang vor allem durch die Verwendung bei amerikanischen Lebensversicherungsgesellschaften einen zweifelhaften Ruhm. Er diente zur Berechnung der Versicherungsprämien unter der besonderen Berücksichtigung von Übergewicht als Risikofaktor für die Gesundheit.

Der BMI berechnet sich aus dem Verhältnis des Körpergewichts in Kilogramm (kg) zum Quadrat der Körpergröße in Metern (m^2).

Ein Beispiel: Eine Frau mit einem Körpergewicht von 62 Kilogramm und einer Körpergröße von 1,70 Meter hat einen BMI von $62/1{,}70^2 = 21{,}5$ kg/m^2 und liegt damit im Normbereich, was nebenstehende Tabelle verdeutlicht. Zu der entsprechenden Körpergröße und dem dazugehörigen Körpergewicht können Sie aus der Tabelle Ihren BMI, klassifiziert nach Unter-, Normal- und Übergewicht, ablesen.

In der Regel haben Männer einen höheren Muskelmasseanteil als Frauen, sodass die Deutsche Gesellschaft für Ernährung (DGE) ein Intervall von 20 bis 25 kg/m^2 für Männer und von 19 bis 24 kg/m^2 für Frauen als Normbereich für angemessen hält. Bei einer Magersucht liegen BMI-Werte von weniger als 17 kg/m^2 vor. Ein BMI-Wert von 25 kg/m^2 steht bereits für Übergewicht und geht einher mit einem steigenden Risiko für Herz-Kreislauf-Erkrankungen.

So finden Sie Ihren Body-Mass-Index (BMI)

Körpergröße [m]	40	45	50	55	60	65	70	75	80	85	90	95	100	105	110	115	120	125	130
2,06	9	11	12	13	14	15	16	18	19	20	21	22	24	25	26	27	28	28	31
2,04	10	11	12	13	14	16	17	18	19	20	22	23	24	25	26	28	29	30	31
2,02	10	11	12	13	15	16	17	18	20	21	22	23	25	26	27	28	29	31	32
2,00	10	11	13	14	15	16	18	19	20	21	23	24	25	26	28	29	30	31	33
1,98	10	11	13	14	15	17	18	19	20	22	23	24	26	27	28	29	31	32	33
1,96	10	12	13	14	16	17	18	20	21	22	23	25	26	27	29	30	31	33	34
1,94	11	12	13	15	16	17	19	20	21	23	24	25	27	28	29	31	32	33	35
1,92	11	12	14	15	16	18	19	20	22	23	24	26	27	28	30	31	33	34	35
1,90	11	12	14	15	17	18	19	21	22	24	25	26	28	29	30	32	33	35	36
1,88	11	13	14	16	17	18	20	21	23	24	25	27	28	30	31	33	34	35	37
1,86	12	13	14	16	17	19	20	22	23	25	26	27	29	30	32	33	35	36	38
1,84	12	13	15	16	18	19	21	22	24	25	27	28	30	31	32	34	35	37	38
1,82	12	14	15	17	18	20	21	23	24	26	27	29	30	32	33	35	36	38	39
1,80	12	14	15	17	19	20	22	23	25	26	28	29	31	32	34	35	37	39	40
1,78	13	14	16	17	19	21	22	24	25	27	28	30	32	33	35	36	38	39	41
1,76	13	15	16	18	19	21	23	24	26	27	29	31	32	34	36	37	39	40	42
1,74	13	15	17	18	20	21	23	25	26	28	30	31	33	35	36	38	40	41	43
1,72	14	15	17	19	20	22	24	25	27	29	30	32	34	35	37	39	41	42	44
1,70	14	16	17	19	21	22	24	26	28	29	31	33	35	36	38	40	42	43	45
1,68	14	16	18	19	21	23	25	27	28	30	32	34	35	37	39	41	43	44	46
1,66	15	16	18	20	22	24	25	27	29	31	33	34	36	38	40	42	44	45	47
1,64	15	17	19	20	22	24	26	28	30	32	33	35	37	39	41	43	45	46	48
1,62	15	17	19	21	23	25	27	29	30	32	34	36	38	40	42	44	46	48	50
1,60	16	18	20	21	23	25	27	29	31	33	35	37	39	41	43	45	47	49	51
1,58	16	18	20	22	24	26	28	30	32	34	36	38	40	42	44	46	48	50	52
1,56	16	18	21	23	25	27	29	31	33	35	37	39	41	43	45	47	49	51	53
1,54	17	19	21	23	25	27	30	32	34	36	38	40	42	44	46	48	51	53	55
1,52	17	19	22	24	26	28	30	32	35	37	39	41	43	45	48	50	52	54	56
1,50	18	20	22	24	27	29	31	33	36	38	40	42	44	47	49	51	53	56	58

Körpergewicht [kg]

Tabelle: Klassifizierung des Körpergewichts

Klassifizierung	BMI [kg/m2]
Untergewicht	unter 18,5
– stark	unter 16,0
– mäßig	16,0 bis 16,9
– leicht	17,0 bis 18,4
Normalgewicht	18,5 bis 24,9
Übergewicht	ab 25,0
Präadipositas (Vorstufe Fettleibigkeit)	25,0 bis 29,9
Fettleibigkeit (Adipositas)	über 30,0
– Adipositas Grad 1	30,0 bis 34,9
– Adipositas Grad 2	35,0 bis 39,9
– Adipositas Grad 3	ab 40,0

(nach WHO 1995)

Obwohl der BMI eine wissenschaftlich anerkannte Kennzahl ist, muss man mit der Interpretation der Ergebnisse sehr vorsichtig sein. Der Index berücksichtigt nicht, ob das hohe Körpergewicht zum Beispiel durch einen hohen Muskel- oder aber Fettanteil zustande kommt. So haben sowohl Bodybuilder mit einem hohen Muskelanteil als auch Übergewichtige hohe BMI-Werte. Eine Differenzierung ist hier nicht möglich, was die Aussagekraft des BMI stark einschränkt. Aus diesem Grund sollten stets weitere Kriterien herangezogen werden, die nachfolgend erklärt werden.

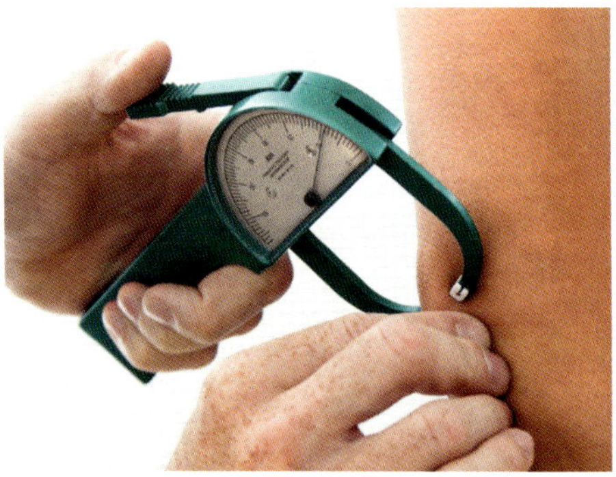

Messung der Hautfaltendicke mit einem Kaliper zur Berechnung des Körperfettanteils

Wussten Sie, dass unser Körpergewicht zu 30 bis 40 Prozent genetisch bestimmt ist? Hinzu kommt unsere Fähigkeit, das Essen gut und weniger gut zu verwerten. In diesem Zusammenhang spricht man von guten oder schlechten „Futterverwertern". Amerikanische Wissenschaftler fanden heraus, dass vor allem gute Futterverwerter ein Genmuster aufweisen, das für ein ausgeprägtes Hungerempfinden, eine sehr gründliche Nahrungsausnutzung sowie eine sehr effiziente Nährstoffspeicherung sorgt. Während diese Eigenschaften in der Steinzeit lebensrettend waren, sind sie zu Zeiten der Wohlstandgesellschaft überflüssig geworden. Diese Symptome werden insbesondere durch falsche Ernährungsgewohnheiten und Bewegungsarmut verstärkt. Ob Gene oder „schwere Knochen" – es gibt für jeden Menschen ein erreichbares Idealgewicht.

Körperfett: Wenig ist nicht immer gut!

Unser Körper ist haupsächlich aus den vier organischen Elementen Kohlenstoff, Wasserstoff, Sauerstoff und Stickstoff aufgebaut. Diese bilden auch die Grundbaustoffe für Eiweiß, Kohlenhydrate, Fette und das Wasser, das wir mit unserer Nahrung aufnehmen. Grundsätzlich setzt sich der Körper zusammen aus Wasser, Knochen-, Eiweiß und Fettmasse. Der Fettanteil wird weiter differenziert in essenzielles Fett, das zum Beispiel für Strukturen und Hormonbildung notwendig ist, subkutanes Fett, das sich unter der Haut befindet, und Fett, das

Methoden zur Ermittlung des Körperfettanteils

Methode	Beschreibung	Bewertung
Körperfettwaage	Personenwaage mit Elektroden, die einen schwachen Strom durch den Körper leiten. Gemessen wird der Wechselstromwiderstand, den der Körper dem Stromfluss entgegensetzt. Mageres und flüssigkeitsreiches Gewebe leitet den Strom gut (geringer Widerstand), fettes dagegen schlecht (großer Widerstand). Aus dem Widerstand und programmierbaren Faktoren wie Alter, Geschlecht und Körpergröße lässt sich der Körperfettanteil grob errechnen.	Nicht zu empfehlen, da die Messergebnisse zu ungenau und fehlerhaft sind. Das Fett an Bauch und Armen wird kaum erfasst; zudem schwankt der Wasserhaushalt des Körpers stündlich und beeinträchtigt das Ergebnis. Je nach zugrunde liegender Berechnungsformel kann der Körperfettanteil von Waage zu Waage variieren.
Handgeräte	Handgeräte funktionieren vom Prinzip her genauso wie Körperfettwaagen.	Es werden hierbei nur die oberen Körperpartien erfasst. Nicht zu empfehlen, da die Messergebnisse zu ungenau und fehlerhaft sind.
Bioelektrische Impedanzanalyse	Ebenfalls ein Messverfahren, das den Stromwiderstand des Körpers als Berechnungsgrundlage nutzt. Allerdings ist es etwas genauer, da die Elektroden sowohl an den oberen als auch an den unteren Körperpartien verteilt werden.	Um ein Ergebnis zu bekommen, müssen die Messbedingungen genau eingehalten werden. Es gibt einige Störfaktoren, die das Ergebnis schnell verfälschen können. Dazu gehören unter anderem der vorliegende Hydratationsstand, Alkoholkonsum in den letzten 24 Stunden, Kälte, ein voller Magen oder eine gefüllte Harnblase.
Kalipermetrie	Mithilfe einer Kneifzange (Kaliper) wird an drei, sieben oder zehn definierten Stellen die Hautfaltendicke gemessen. Der Summenwert lässt unter Berücksichtigung von Alter und Geschlecht Aussagen über den Körperfettanteil zu.	Das richtige Greifen der Haltfalte erfordert viel Übung. Tendenziell werden laut Studien eher zu hohe Werte gemessen. Zur Verlaufskontrolle ist diese Methode jedoch geeignet, vorausgesetzt, der Körperfettanteil ist nicht überdurchschnittlich hoch.
Infrarot-Reflexionsmessung	Die Messung basiert auf der unterschiedlichen Aufnahme von Infrarotstrahlung bei Fett und Wasser. Unter der Berücksichtigung von Alter, Trainingszustand, Geschlecht, Körpergewicht und Knochenbau kann auf die Körperzusammensetzung geschlossen werden.	Auch hier kann es relativ schnell zu Anwendungsfehlern kommen, die den Wert verfälschen. Zur allgemeinen Genauigkeit fehlen noch weitere Studien.
Hydrodensitometrie	Bestimmt wird die Menge des verdrängten Wassers beim Eintauchen in ein mit einer bestimmten Wassermenge gefülltes Becken.	Die Methode ist zwar genau, aber aufgrund des Aufwands und langer Messzeiten nicht alltagstauglich.

Zusammenfassend lässt sich sagen, dass mit Ausnahme der Hydrodensitometrie alle gängigen Methoden Störfaktoren unterliegen, die aber zumindest teilweise kontrolliert werden können. Individuelle Verlaufskontrollen, mehr oder weniger professionell, sind bei gleichbleibenden Bedingungen möglich.

die inneren Organen umgibt und schützt. Der Körperfettanteil ist unter anderem abhängig von Alter, Geschlecht, Körpergewicht, Ernährungs- und Trainingszustand. Als absolutes Minimum an Körperfett haben Wissenschaftler drei Prozent der Körpermasse für Männer und bei elf bis zwölf Prozent für Frauen ermittelt. Um eine Mindestmenge an Depotfett zu haben, sollten fünf bis zehn Prozent bei Männern und 15 Prozent Körperfett bei Frauen nicht unterschritten werden. Dagegen sind Werte von 45 und mehr Prozent ein deutliches Zeichen für Fettleibigkeit.

Das Verhältnis von Taillen- zu Hüftumfang ist auch ein wichtiger Gesundheitsindikator

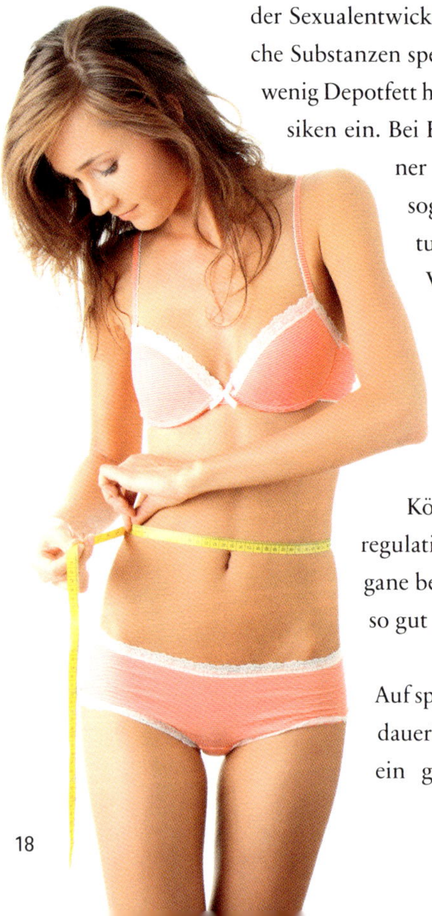

In normalen Bereichen enthaltenes Körperfett ist allerdings mehr als nur ein Energielieferant oder überflüssiger Ballast. Der Körper speichert Fett, um wichtige Hormone, zum Beispiel zur Regelung der Blutgerinnung oder der Sexualentwicklung, bilden oder fettlösliche Substanzen speichern zu können. Wer zu wenig Depotfett hat, geht gesundheitliche Risiken ein. Bei Frauen kann sich das in einer sehr unregelmäßigen oder sogar fehlenden Monatsblutung bemerkbar machen. Weitere Auswirkungen eines zu geringen Fettanteils des Körpers sind eher physikalischer Natur: Es versteht sich von selbst, dass ein schlecht „isolierter" Körper eine gestörte Thermoregulation aufweist und innere Organe bei Aufprallsituationen nicht so gut geschützt sind.

Auf sportliche Leistungen im Ausdauerbereich wirkt dagegen eher ein geringerer Körperfettanteil förderlich. Während für die Frau im Durchschnitt der Bevölkerung 20 bis 30 Prozent und für den Mann 10 bis 20 Prozent Körperfett normal sind, liegen diese Werte zum Beispiel bei weiblichen Ausdauersportlern bei zehn Prozent. Marathonläufer auf olympischem Niveau oder erfolgreiche Teilnehmer der Tour de France erbringen ihre Höchstleistungen mit einem Körperfettanteil von vier bis sechs Prozent. Allerdings zeigt die Erfahrung, dass es auch professionelle Athletinnen gibt, die bei einem Körperfettanteil von weniger als 20 Prozent keine Regelblutung mehr haben. Ausbleibende Regelblutungen sind ein deutliches Alarmsignal des Körpers, das ernst genommen werden muss. Geringe Körperfettwerte dürfen nicht zu Lasten der Gesundheit gehen.

Diese Unterschiede machen deutlich, dass es nahezu unmöglich ist, optimale Werte bezüglich des Körperfettanteils anzugeben. Die körperliche Bestform eines Athleten hängt von vielen Faktoren ab. Deshalb sollten der individuell optimale Körperfettanteil und die Körperzusammensetzung in persönlichen Beratungsgesprächen mit Ernährungsberatern und Sportmedizinern definiert werden, damit Athleten nicht unnötig verunsichert werden und im schlimmsten Fall in eine Essstörung geraten.

Bauchumfang: Ein Apfel ist keine Birne!

Neben dem Körperfettanteil des Körpers ist auch der Ort der Fetteinlagerung für die Gesundheit entscheidend. Während Frauen das Fett eher an Hüfte und Oberschenkel anlagern (Birnentyp), wird es bei Männern eher

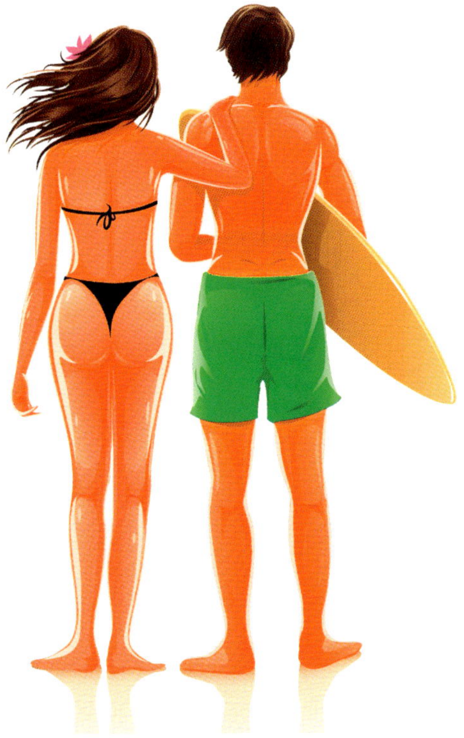

Apfel- und Birnenform: Der Körperbau gibt Aufschluss über den Gesundheitszustand

am Bauch gespeichert (Apfeltyp). Männer und auch Frauen mit einem männlichen Fettverteilungsmuster haben ein höheres Risiko, an Typ-2-Diabetes, Herz-Kreislauf-Erkrankungen, Fettstoffwechselstörungen und Bluthochdruck zu erkranken – der Arzt spricht vom metabolischen Syndrom oder tödlichen Quartett.

Der Grund dafür liegt darin, dass nicht alle Fettzellen gleich sind: Die Fettzellen des Bauchfettgewebes sind größer und weniger insulinempfindlich als die Zellen des übrigen Fettgewebes. Insulin ist ein wichtiges Speicherhormon, das zur Regelung des Blutzuckerspiegels notwendig ist. Eine erhöhte Aktivität der dort befindlichen Enzyme kann Stoffwechselprozesse negativ beeinflussen. Statistiken zufolge haben Personen unter 30 Jahren den größten Zuwachs beim Bauchumfang. Bemerkenswert ist, dass über 60 Prozent der Herzinfarkte in Westeuropa in Verbindung mit einem erhöhten Bauchfettgewebe stehen. Um sicherzugehen, dass Ihr Körperfett kein Risiko für Ihre Gesundheit darstellt, sollte der Bauchumfang für Frauen unter 88 und für Männer unter 102 Zentimetern liegen.

So messen Sie Ihren Bauchumfang richtig

- frühmorgens und nüchtern
- vor dem Spiegel im Stehen mit freiem Oberkörper
- leicht ausgeatmet
- etwa zwei Zentimeter oberhalb des Nabels

Auch der Quotient aus Taillen- und Hüftumfang gibt Auskünfte über die Figur und das Fettverteilungsmuster. Die Taille wird dazu in Nabelhöhe und die Hüfte an der breitesten Stelle gemessen. Werte kleiner als 1,0 bei Männern und kleiner als 0,85 bei Frauen gelten als gesundheitlich unbedenklich.

Die Blutwerte

Als Sportler sollten Sie jedes Jahr ein- bis zweimal ein Blutbild machen lassen, um eine Aussage über Ihren gesundheitlichen Zustand zu erhalten, der die Grundlage für Ihren Spaß am Sport und Ihre Leistungsfähigkeit ist. Wichtige Blutparameter, die dabei auf alle Fälle bestimmt werden sollten, sind das gesamte Cholesterol (Total-Cholesterol), das LDL-Cholesterol, das HDL-Cholesterol, die Triglyzeride (Blutfettwerte), der Eisenstatus (Hämoglobin, Ferritin), das Homocystein sowie gelegentlich die Schilddrüsenhormone (TSH, fT4, fT3, evtl. TPO). Mit einem Blutzuckertest können Sie zudem einen Diabetes mellitus ausschließen.

Cholesterol

Cholesterol ist ein wichtiger Baustein von Zellmembranen, Hormonen (zum Beispiel von Sexualhormonen) und Gallensäuren, die in der Verdauung von Fett eine wichtige Rolle spielen. Nach Angaben der Deutschen Gesellschaft für Ernährung (DGE) haben 40 Prozent der Männer und 26 Prozent der Frauen zwischen 40 und 49 Jahren zu viel Cholesterol im Blut. Bei den über 70-jährigen Männern sind es bereits 45 und bei den Frauen 56 Prozent. Das Gesamt-Cholesterol setzt sich aus dem LDL-, dem HDL- sowie dem für die mengenmäßig relativ unbedeutenden VLDL-Cholesterol zusammen. Insbesondere die Kombination von hohen LDL- und niedrigen HDL-Cholesterol-Werten stellt ein erhöhtes Risiko für Herz-Kreislauf-Erkrankungen dar, die in Deutschland für jeden zweiten Todesfall verantwortlich sind.

Es gibt verschiedene Gründe dafür, dass die Gesamt- und LDL-Cholesterol-Werte zu hoch und die HDL-Cholesterol-Werte zu niedrig sind. So ist zum Beispiel bekannt, dass sich bei Frauen nach den Wechseljahren ungünstige Wertekonstellationen ergeben. Auch Übergewicht stellt einen Risikofaktor für ungünstige Cholesterol-Werte dar. Sowohl die Menge als auch die Qualität der mit der Nahrung aufgenommenen Fette und des Cholesterols haben einen Einfluss auf die Blutfettwerte. Es gibt aber auch genetische Einflüsse, die sich auf die Konzentrationen auswirken.

Von normalen oder guten Blutfettwerten spricht man dann, wenn die Konzentration des Gesamt-Cholesterols unter 200 Milligramm pro Deziliter, des LDL-Cholesterols unter 160 Milligramm pro Deziliter und des HDL-Cholesterols bei mindestens 40 Milligramm pro Deziliter für Männer und bei 45 Milligramm pro Deziliter für Frauen liegt. Nach Angaben der European Atherosclerosis Society sind Plasma-Cholesterol-Werte von über 200 Milligramm pro Deziliter mit einem erhöhten Risiko für die koronare Herzkrankheit behaftet.

Aus den Blutwerten lassen sich zahlreiche Rückschlüsse auf die Ernährung ziehen

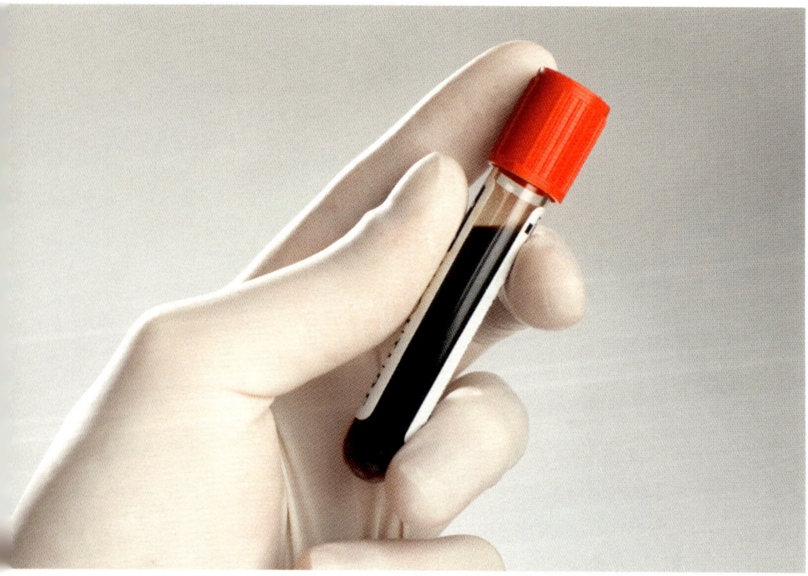

Gutes Cholesterol, schlechtes Cholesterol

- **Very Low Density Lipoproteins (VLDL)** transportieren Triglyzeride, Cholesterol und andere fettlösliche Stoffe von der Leber zu den Geweben. Durch die weitere Abgabe von Fetten gehen sie in LDL (Low Density Lipoproteins) über.
- **Low Density Lipoproteins (LDL)** transportieren Cholesterin von der Leber in andere Gewebe. Es steht dort für den Aufbau zum Beispiel von Vitamin D oder Hormonen zur Verfügung.
- **High Density Lipoproteins (HDL)** transportieren überschüssiges Cholesterin von den Geweben und Gefäßwänden zur Leber zurück. Sie üben damit eine gefäßschützende Wirkung aus.

Triglyzeride

Einen weiteren Risikofaktor für Atherosklerose stellen erhöhte Triglyzerid-Konzentrationen dar. Die Konzentration dieser Blutfette sollte unterhalb von 200 mg/dl liegen. Übergewicht ist die häufigste Ursache für erhöhte Werte, die insbesondere zusammen mit erhöhten LDL-Cholesterin-Konzentrationen ein gesteigertes Krankheitsrisiko darstellen. Weitere Einflussfaktoren auf die Blutkonzentration der Triglyzeride sind eine zu hohe Energiezufuhr, der Konsum von gesättigten Fettsäuren und Alkohol sowie ein hoher Verzehr von schnell verfügbaren Kohlenhydraten, beispielsweise aus Süßigkeiten oder Weißmehlprodukten.

Ernährungsstrategien für normale Blutfettwerte

- Verwenden Sie Rapsöl (oder Olivenöl) zum Braten, Backen und Erhitzen.
- Nutzen Sie in der kalten Küche Leinöl mit etwas Weizenkeimöl (zum Beispiel für Antipasti, Salat).
- Als Streichfett verwenden Sie Diätmargarine.
- Wählen Sie fettreduzierte Milch (1,5 Prozent Fett) und entsprechende Milchprodukte.
- Meiden Sie sichtbare Fette (zum Beispiel weißen Schinkenfettrand).
- Reduzieren Sie Kartoffelchips, Schokolade, Gebäck, Pommes frites.
- Beim kleinen Hunger zwischendurch essen Sie eine kleine Handvoll ungesalzene und ungeröstete Nüsse (am besten Walnüsse) oder getrocknete Cranberries.

Homocystein

Bereits geringfügig erhöhte Homocystein-Werte lassen das Risiko für Herz-Kreislauf-Erkrankungen ansteigen. Homocystein ist eine natürlich anfallende Eiweißsubstanz im Körper, die nur mit einer ausreichenden Vitaminversorgung, insbesondere mit Folsäure, abgebaut und damit unschädlich gemacht werden kann. Bereits in den 60er-Jahren erkannte man, dass Menschen mit einem angeborenen Enzymmangel, der zu einer Homocystein-Anhäufung im Blut führte, sehr häufig an Herz-Kreislauf-Erkrankungen litten. Eine Anhäufung dieser Substanz in den Blutgefäßen aufgrund einer unzureichenden Folsäureversorgung wirkt gefäßschädigend und fördert atherogene (gefäßverkalkende) Prozesse. Erhöhte Homocystein-Konzentrationen sind ein ernst zu nehmendes Problem. Mithilfe einer vitaminreichen Ernährung, insbesondere mit den Vitaminen Folsäure, Vitamin B_6 und Vitamin B_{12}, können erhöhte Homocystein-Werte schnell wieder normalisiert werden. Leider werden die Messwerte dafür noch nicht routinemäßig, sondern nur auf Anfrage erfasst. Neuere Studien weisen auch auf einen Zusammenhang von erhöhten Homocystein-Spiegeln (> 15 Mikromol pro Liter) und einem erhöhten Risiko von Gefäßverschlüssen durch Blutgerinnsel sowie Abbauerkrankungen des Gehirns wie zum Beispiel Parkinson oder Demenz hin. Eine Senkung des Homocystein-Spiegels um 3 Mikromol pro Liter kann das Risiko für einen Schlaganfall bereits um 24 Prozent senken! Erhöhte Homocystein-Werte im Blut können genetischer Natur sein, werden aber auch verursacht durch Rauchen, einen hohen Alkohol- oder Kaffeekonsum (ab fünf Tassen täglich), bestimmte Erkrankungen (vor allem der Schilddrüse und der Nieren), Medikamente (zum Beispiel gegen

Hohe Triglyzerid und Homocysteinkonzentrationen sind bedeutende Risikofaktoren für Herz-Kreislauf-Erkrankungen

Epilepsie und Rheuma) oder eine unzureichende Versorgung mit den Vitaminen B_6 und B_{12}. Wer zusätzlich unter erhöhten Blutfettwerten, Diabetes mellitus oder Herz-Kreislauf-Erkrankungen leidet, sollte unbedingt für normale Werte sorgen. Die wirksamste Absenkung des mit hohen Homocystein-Werten verknüpften Atherosklerose-Risikos lässt sich durch eine pflanzenreiche und fleischbewusste Ernährung mit Folsäure, Vitamin B_6 und B_{12} erzielen.

Ernährungsstrategien für einen normalen Homocysteinwert

- Essen Sie mindestens fünf Portionen Gemüse, Salat und Obst (Zitrusfrüchte, Erdbeeren) am Tag – je bunter, desto besser. Insbesondere grünes Gemüse wie Brokkoli, Spinat und Salat sowie Hülsenfrüchte (Bohnen, Erbsen) enthalten Folsäure.
- Trinken Sie ein Glas Fruchtsaft mit einem Fruchtgehalt von 100 Prozent pro Tag.
- Bevorzugen Sie Vollkornbackwaren und andere Vollkornprodukte.
- Essen Sie regelmäßig Haferflocken oder frische Keime.

Eisen

Eisenmangelerkrankungen sind weit verbreitet – vor allem Sportlerinnen sind oft betroffen

Der Versorgung mit dem Spurenelement Eisen kommt insbesondere bei Sportlern eine große Bedeutung zu. Einige Wissenschaftler sind der Ansicht, dass der Tagesbedarf an Eisen bei weiblichen Sportlern um 3 mg und bei männlichen Sportlern um 2 mg erhöht ist und somit bei 18 mg bzw. 12 mg pro Tag liegt. Als Ursache für die erhöhten Bedarfswerte sind unter anderem Verluste über eine gesteigerte Schweißbildung, ein erhöhter Sauerstoffumsatz sowie ein höherer Bedarf am roten Blutfarbstoff Hämoglobin anzusehen. Chronisch erniedrigte Eisenzufuhren über die Nahrung führen zu Eisenmangelanämien, welche sowohl die körperliche als auch die geistige Leistungsfähigkeit enorm beeinträchtigen und die Anfälligkeit gegenüber Infektionen erhöhen. Besonders Frauen sind aufgrund höherer Verluste durch die monatliche Regelblutung anfällig für einen Eisenmangel. Zur Diagnose eines Eisenmangels werden die Anzahl der roten Blutkörperchen (Erythrozyten), ihr Gehalt an Hämoglobin (Hb) sowie das Ferritin im Blut (Speicherform des Eisens) bestimmt. Hämoglobin ist der rote, für den Sauerstofftransport verantwortliche Blutfarbstoff. 70 Prozent des Eisens im Blut sind in ihm gebunden. Eine verminderte Erythrozyten-Zahl sowie ein verringerter Hämoglobin-Wert können bereits auf einen latenten Eisenmangel hindeuten. Allerdings drosselt der Körper bei einem Eisenmangel erst die weniger notwendigen eisenabhängigen Funktionen. Die Hämoglobin-Konzentration ist deshalb erst relativ spät betroffen, obwohl bereits ein Eisenmangel vorliegt.

Typische Symptome eines Eisenmangels

- Erschöpfung (75 Prozent)
- depressive Verstimmungen (40 Prozent)
- Nacken- und Kopfschmerzen (30 Prozent)
- Schlafprobleme (25 Prozent)
- Schwindel (20 Prozent)
- Konzentrationsstörungen (15 Prozent)
- Haarausfall (10 Prozent)

Eisen wird nicht in großen Mengen vom Körper ausgeschieden, sodass die Regulierung des Eisenbestands nur über die Aufnahme des Eisens aus der Nahrung erfolgt. Deshalb ist auch vor einer unkontrolliert hohen Eisenzufuhr über selbst gewählte Supplemente abzuraten. Wenn ein Präparat eingenommen wird, sollte nach Angaben des Bundesinstitutes für Risikobewertung zusätzlich nicht mehr als der tägliche Bedarf zugeführt werden. Ab einem Ferritinwert von 800 ng/l kann die Leber Schaden nehmen. Wenn der Eisenmangel ausgeprägt ist, zum Beispiel bei einem Ferritin von weniger als 15 ng/l ist, sollte das Eisen intravenös verabreicht werden, da die Absorptionsrate aus Tabletten sehr gering ist.

Ernährungsstrategien für einen guten Eisenstatus

- Essen Sie pro Woche drei Portionen Fleisch (Filet) à 130 Gramm (Rind-, Kalbs-, Schweine-, Wildfleisch).
- Essen Sie regelmäßig gekochten Schinken.
- Konsumieren Sie regelmäßig Hirseprodukte und Hülsenfrüchte (Erbsen, Linsen, Bohnen).
- Erhöhen Sie die Eisenaufnahme, indem Sie Eisen in pflanzlichen Lebensmitteln zusammen mit Vitamin-C-Lieferanten (Zwiebeln, Orangensaft usw.) verzehren.

Schilddrüsenhormone

In der Schilddrüse werden aus der Aminosäure Tyrosin und dem Spurenelement Jod über diverse Stoffwechselprozesse die Schilddrüsenhormone Thyroxin (T4) und Trijodthyronin (T3) gebildet. Das thyreotrope Hormon (TSH) stimuliert in Abhängigkeit von Jod die Synthese von T4 und T3. Bei einer unzureichenden Jodzufuhr wird vermehrt TSH (oberhalb des Referenzbereichs) gebildet. Aufgrund der stimulierenden Prozesse von TSH auf das Zellwachstum kommt es zu einer sichtbaren Schilddrüsenvergrößerung, auch Struma genannt, die mit einer Hypothyreose (Schilddrüsenunterfunktion) mit den Symptomen eines verlangsamten Stoffwechsels, erhöhten Cholesterin-Werten, einer sinkenden Wärmeproduktion, einer gesteigerten Müdigkeit und gleichzeitig erhöhten Kälteempfindlichkeit einhergeht. Auch Gewichtszunahme und Lustlosigkeit treten bei Unterfunktionen auf, können aber gut wieder behoben werden. Im Falle einer Überfunktion (Hyperthyreose) wird weniger TSH gebildet (unterhalb des Referenzbereiches), Symptome wie Nervosität, Herzrhythmusstörungen, gesteigerte Wärmeproduktion und Unruhe sind die Folge. Eine Bestimmung spezifischer Antikörper im Blut (TPO) gibt in diesem Fall Auskunft, ob eine Autoimmunerkrankung wie die Hashimoto-Thyreoditis vorliegt, bei der die Schilddrüsenhormonwerte zwischen einer Unter-, Normal- und Überfunktion schwanken. Da die Schilddrüse einen großen Einfluss auf den Stoffwechsel ausübt, ist es wichtig, hin und wieder den Funktionsstatus bestimmen zu lassen. In den meisten Fällen einer Schilddrüsenerkrankung lässt sich mithilfe einer vom Facharzt individuell dosierten Hormongabe der Hormonspiegel korrigieren.

Blutzucker

Diabetes mellitus ist eine Stoffwechselerkrankung, die den Blutzuckerspiegel über das normale Maß hinaus ansteigen und auch abfallen lassen kann. Wörtlich aus dem Griechischen übersetzt heißt Diabetes „Durchfluss“, mellitus ist lateinisch und bedeultet „honigsüß“. Grundsätzlich wird zwischen dem Diabetes mellitus Typ 1 und dem Typ 2 unterschieden. Beim Typ-1-Diabetes, der meistens im Kindes- oder Jugendalter auftritt, zerstört das Immunsystem die Zellen der Bauchspeicheldrüse. Die Folge davon ist ein Mangel am Hormon Insulin. Insulin ist für den Transport des Zuckers in die Zelle, wo dieser anschließend verstoffwechselt wird, verantwortlich.

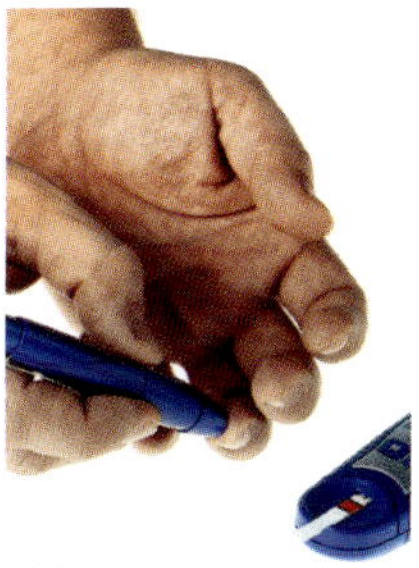

Ein kleiner Blutstropfen aus der Fingerbeere reicht, um den Blutzucker zu bestimmen

Beim Typ-2-Diabetes sprach man früher vom Altersdiabetes, da dieser stets erst im Erwachsenenalter aufgetreten ist. Heute erkranken immer mehr übergewichtige Jugendliche und Kinder daran. Im Gegensatz zum Typ-1-Diabetes liegt beim Typ-2-Diabetes eine verminderte Empfindlichkeit der Körperzellen gegenüber Insulin vor. Der Typ-2-Diabetes kann als Wohlstandskrankheit bezeichnet werden, der meistens eine falsche Ernährung, Bewegungsmangel und Übergewicht zugrunde liegen. Insbesondere das überschüssige Bauchfettgewebe beeinflusst das Stoffwechselgeschehen des gesamten Organismus negativ, was unter anderem eine Überproduktion von Insulin und einen daraus resultierenden Verschleiß der insulinproduzierenden Zellen begünstigt. Nach Angaben der Deutschen Diabetes Gesellschaft (DDG) leiden nahezu 90 Prozent der 50 Millionen Diabetiker in Europa unter Typ-2-Diabetes und fünf Prozent unter Typ-1-Diabetes.

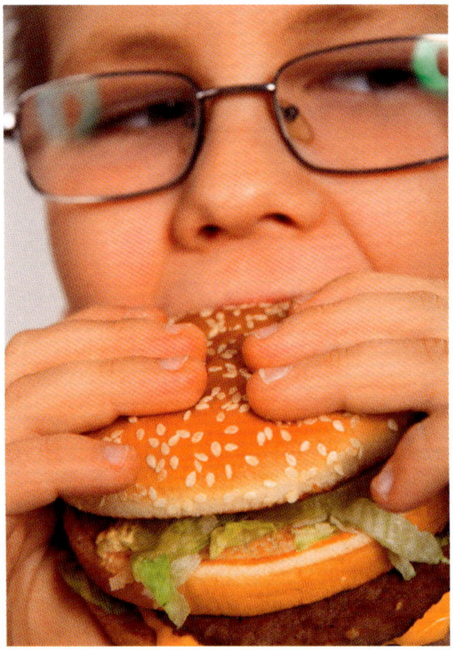

Der Typ-2-Diabetes ist längst kein Altersdiabetes mehr – immer mehr Jugendliche sind betroffen

Zur Diagnostik eines Diabetes mellitus wird sowohl die Blutzuckerkonzentration im nüchternen Zustand gemessen als auch ein Zuckerbelastungstest (oraler Glukosetoleranztest) durchgeführt. Die Diagnose Diabetes mellitus kann gestellt werden, wenn an mindestens zwei verschiedenen Tagen erhöhte Werte gemessen wurden.

Die ersten Anzeichen eines Diabetes mellitus

- häufiges, auch nächtliches Wasserlassen
- vermehrtes Durstempfinden
- Appetitverlust
- Gewichtsabnahme
- Müdigkeit und Kraftlosigkeit
- erhöhte Infektanfälligkeit
- Kopfschmerzen
- Schwindelanfälle
- Übelkeitsempfinden
- Sehstörungen
- Muskelkrämpfe
- Kribbeln oder Gefühlslosigkeit in den Beinen
- verschlechterte Wundheilung

Beim Typ-1-Diabetes entwickeln sich die Krankheitssymptome relativ schnell und deutlich, während beim Typ-2-Diabetes geringere Beschwerden auftreten. Deshalb bleibt er oftmals lange unentdeckt.

Ein Nüchtern-Blutzuckerwert zwischen 100 und 126 Milligramm pro Deziliter ist bereits ein Zeichen einer gestörten Glukosetoleranz und möglicherweise einer Vorstufe des Diabetes mellitus. Fachkommissionen empfehlen, ab dem 35. Lebensjahr alle zwei bis drei Jahre einen Blutzuckertest durchzuführen. Dazu gehört auch der Glukosetoleranztest. Der Patient ernährt sich drei Tage vor der

Messung sehr kohlenhydratreich. Nach einer Nahrungskarenz von mindestens zehn Stunden erhält er vom Praxispersonal ein Getränk aus 75 Gramm Traubenzucker auf 250 Milliliter Wasser oder Tee. Zwei Stunden nach dem Verzehr dieser Lösung wird der Blutzuckerwert bestimmt. Liegt dieser Wert zwischen 140 und 200 Milligramm pro Deziliter, spricht man von einer gestörten Glukosetoleranz. Ist er allerdings höher als 200 Milligramm pro Deziliter, kann die Diagnose Diabetes mellitus gestellt werden. Im Gegensatz zum Typ-1-Diabetes kann man dem Typ-2-Diabetes durch abwechslungsreiche und ausgewogene Ernährung, regelmäßige Bewegung und normales Körpergewicht vorbeugen.

Ernährungsstrategien für eine gute Glukosetoleranz

- Nehmen Sie drei Haupt- und zwei Nebenmahlzeiten am Tag zu sich, vermeiden Sie ständiges Naschen.
- Essen Sie täglich mindestens fünf Portionen Gemüse, Salat oder Obst.
- Verwenden Sie Weizen- oder Haferkleie und Gerste.
- Nutzen Sie wertvolle Pflanzenöle wie das Lein- und Weizenkeimöl für die kalte Speisenzubereitung und Rapsöl zum Erhitzen. Auch Olivenöl ist gesund.
- Verzehren Sie täglich eine kleine Handvoll ungerösteter und ungesalzener Nüsse.
- Essen Sie zweimal wöchentlich Meeresfisch, am besten Lachs und Thunfisch.
- Achten Sie auf eine ausreichende Flüssigkeitszufuhr von mindestens 1,5 Litern pro Tag; sehr zu empfehlen ist ein magnesium- (pro Liter mindestens 50 Milligramm Mg^{2+}) und kalziumreiches (mindestens 150 Milligramm Ca^{2+} pro Liter) Mineralwasser.

Referenzwerte der Deutschen Diabetes Gesellschaft

Zustand	Normalwerte	Gestörte Glukosetoleranz	Diabetes mellitus
nüchtern	< 100 mg/dl (< 5,6 mmol/l)	100–126 mg/dl (5,6–7,0 mmol/l)	≥ 126 mg/dl (≥ 7,0 mmol/l)
nicht nüchtern	< 140 mg/dl (< 7,8 mmol/l)	140–200 mg/dl (7,8–11,1 mmol/l)	≥ 200 mg/dl (≥ 11,1 mmol/l)

Zusammenfassung

Jeder Sporttreibende, egal ob wenig oder viel aktiv, sollte für eine ausgewogene Balance zwischen Belastung und Entlastung sorgen. Durch das Wissen um den eigenen Körper hinsichtlich BMI, Körperfettanteil, Bauchumfang, Verhältnis Taillen- zu Hüftumfang, Blutbildanalyse und Blutzuckertest können unnötige Gesundheitsrisiken vermieden und abgebaut werden. Dadurch nehmen das Wohlbefinden und das Vertrauen in den eigenen Körper zu. Aus diesem Grund sollten die in diesem Kapitel genannten Parameter regelmäßig fachmännisch überprüft werden. Mit der richtigen Ernährung lässt sich ganz ohne Training ein stabiles Fundament für Gesundheit und Leistungsfähigkeit bilden.

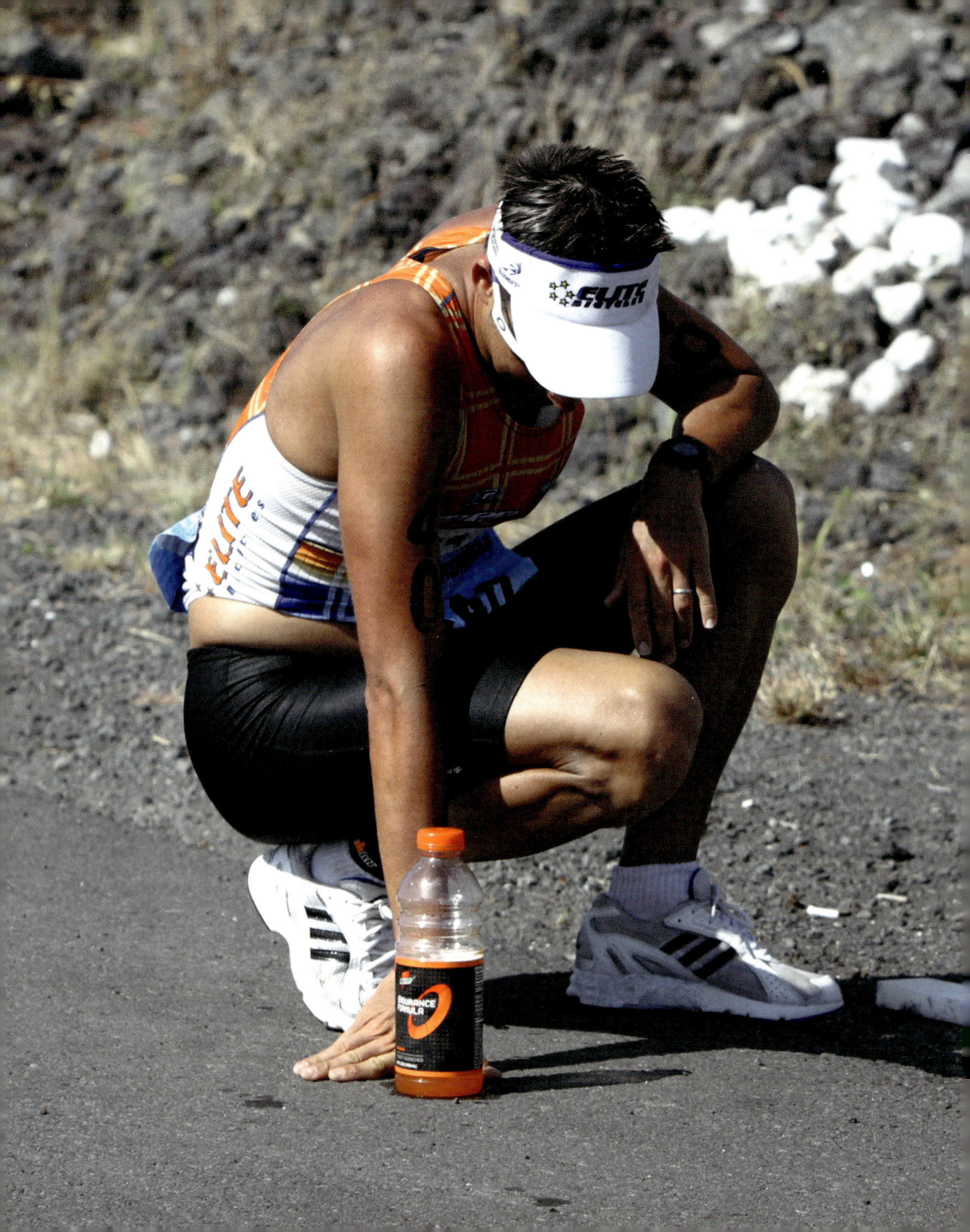
ELITE
ELITE
ENDURANCE
FORMULA

Kapitel 2

Ohne **Energie** läuft nichts!

Ohne Treibstoff läuft kein Motor. Auch unser Körper benötigt Energie für alle anfallenden Tätigkeiten wie die Atmung, die Aufrechterhaltung der Organfunktionen, körperliche und geistige Arbeit. Daraus ergibt sich ein Energiebedarf, der über die Nährstoffe der Lebensmittel gedeckt werden muss.

Die Einheit für den Energiegehalt der Nahrung ist Kilojoule (kJ). Im alltäglichen Gebrauch wird allerdings traditionell die Einheit Kilokalorien verwendet. Die Umrechnung von Kilokalorie (kcal) in Kilojoule ist sehr einfach. Der Wert wird mit 4,184 multipliziert, im umgekehrten Fall durch diesen dividiert. Eine Kilokalorie entsprechen demnach 4,184 Kilojoule und 1 Kilojoule sind 0,24 Kilokalorien. 1 Megajoule (MJ) sind 239 Kilokalorien und 1 Kilokalorie sind 0,004184 MJ.

Der tägliche Energiebedarf

Die Basis des Gesamtenergiebedarfs bildet der Grund- oder Ruheumsatz des Körpers. Es ist die Energiemenge zur Aufrechterhaltung aller lebensnotwendigen Organleistungen und Stoffwechselfunktionen im absoluten Ruhe- und Wachzustand. Die Energie, die für zusätzliche körperliche Aktivitäten beansprucht wird, bezeichnet man als Arbeits- oder Leistungsumsatz. Dieser wird als Vielfaches des Grundumsatzes angegeben. Zum Transport und zur Verstoffwechselung der energieliefernden Nährstoffe Kohlenhydrate, Fette und Eiweiß benötigt der Körper acht bis zehn Prozent der aufgenommenen Nahrungsenergie, was sich in einer gesteigerten Wärmebildung bemerkbar macht. Dieser Effekt wird als Thermogenese bezeichnet. Bei einer gesunden Person mit normal körperlicher Aktivität und Mischkost macht die Thermogenese somit ungefähr zehn Prozent vom gesamten Energiebedarf aus. Den größten wärmebildenden Effekt hat Eiweiß. Weiteren Einfluss auf den täglichen Energiebedarf haben Wachstum, Schwangerschaft, Stillzeit, Stress und Krankheit.

Der Grundumsatz beziffert den Energiebedarf in absoluter Ruhe

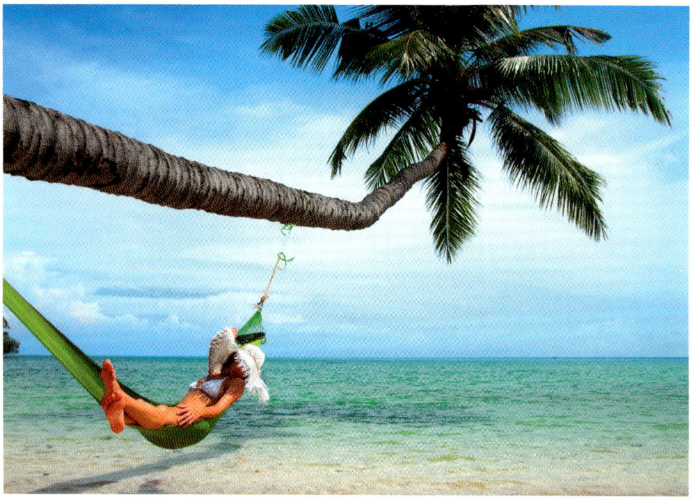

Der Grundumsatz ist abhängig vom Muskelanteil, dem Alter, dem Geschlecht sowie genetischen und hormonellen Einflüssen. Mit zunehmendem Alter sinkt der Grundumsatz, da der Muskelanteil des Körpers abnimmt. Vor allem in der Muskulatur finden energiefreisetzende Stoffwechselprozesse statt. Männer haben aufgrund eines höheren Anteils an Muskulatur einen im Durchschnitt um zehn Prozent höheren Grundumsatz als Frauen. Je aktiver ein Mensch ist, umso höher ist der Anteil des Arbeitsumsatzes am Gesamtenergiebedarf. Dagegen kann der Grundumsatz bei üblicher körperlicher Belastung 70 und mehr Prozent des Tagesenergiebedarfs ausmachen. Studien mit Zwillingen haben ergeben, dass das Körpergewicht zu ungefähr 40 Prozent, das viszerale (um die inneren Organe liegende) Körperfett zu ungefähr 50 Prozent und das subkutane (unter der Haut liegende) Körperfett zu zirka zehn Prozent vererbt werden. Insbesondere die genetisch festgelegte Muskelfaserstruktur in der Skelettmuskulatur, in welcher ein Großteil der Energie umgesetzt wird, hat den größten genetischen Einfluss auf unseren Energiebedarf. Der Einfluss von Hormonen kann ebenfalls den Energieumsatz erhöhen oder verringern. Das wird anhand der Schilddrüsenhormone im Falle einer Unter- oder Überfunktion sehr deutlich. Während es im Fall einer Unterfunktion zu einer Drosselung des Stoffwechsels und damit einer Erniedrigung des Energieumsatzes kommt, ist bei einer Überfunktion das Gegenteil der Fall. Aber auch Stresshormone wie Adrenalin und Noradrenalin und das Sexualhormon Testosteron haben eine stoffwechselsteigernde Wirkung.

Der Grundumsatz kann sowohl mithilfe von Formeln geschätzt als auch mittels Kalorimetrie bestimmt werden. Allerdings sind nach Studienangaben Ungenauigkeiten von bis zu acht Prozent gegeben, während bei der indirekten Kalorimetrie, bei welcher der Grundumsatz mittels Sauerstoffverbrauch und Kohlendioxidproduktion erfasst wird, genauere Werte ermittelt werden können.

So ermitteln Sie Ihren täglichen Energiebedarf

Tagesenergiebedarf = Grundumsatz + Arbeitsumsatz + Thermogenese

Somit ergibt sich für eine 30 Jahre junge, gesunde Frau unter normalen Bedingungen ein durchschnittlicher Grundumsatz von ungefähr 1.340 Kilokalorien am Tag. Unter der Berücksichtigung der beruflichen Tätigkeiten und des Verhaltens in der Freizeit wird der Arbeitsumsatz als ein Mehrfaches des Grundumsatzes dargestellt. Grundlage für den Multiplikator (= physical activity level; PAL-Wert) ist das Verhältnis des gemessenen Tagesenergieumsatzes zum Grundumsatz.

Beispiele für den Grundumsatz

Alter	Körpergröße [cm]	Körpergewicht [kg]	Grundumsatz [kcal/d]
Frauen			
15 bis 18 Jahre	166	58	1.460
19 bis 24 Jahre	165	60	1.390
25 bis 50 Jahre	164	59	1.340
51 bis 64 Jahre	161	57	1.270
65 Jahre und älter	158	55	1.170
Männer			
15 bis 18 Jahre	174	67	1.820
19 bis 24 Jahre	176	74	1.820
25 bis 50 Jahre	176	74	1.740
51 bis 64 Jahre	173	72	1.580
65 Jahre und älter	169	68	1.410

(nach FAO/WHO)

PAL-Werte bei Erwachsenen mit Sollgewicht

Arbeitsintensität & Freizeitverhalten	PAL-Wert	Beispiele
sitzende und liegende Lebensweise	1,2	alte, gebrechliche Menschen
sitzende Tätigkeit mit wenig oder keiner anstrengenden Freizeitaktivität	1,4–1,5	Büroangestellte, Feinmechaniker
sitzende Tätigkeit, zeitweilig auch zusätzlicher Energieaufwand für gehende und stehende Tätigkeiten	1,6–1,7	Laboranten, Kraftfahrer, Studierende, Fließbandarbeiter
überwiegend gehende und stehende Arbeit	1,8–1,9	Hausfrauen, Verkäufer, Kellner, Mechaniker, Handwerker
körperlich anstrengende berufliche Arbeit	2,0–2,4	Bauarbeiter, Landwirte, Waldarbeiter, Bergarbeiter, Leistungssportler

(nach DGE 2000)

Nach Angaben der Deutschen Gesellschaft für Ernährung (DGE) können für sportliche Betätigungen oder anstrengende Freizeitaktivitäten (30 bis 60 Minuten, 4- bis 5-mal pro Woche) zusätzlich pro Tag 0,3 PAL-Einheiten addiert werden.

Die zugrunde liegenden PAL-Werte für geringe körperliche Aktivität betragen 1,75 für Altersklasse 15 bis 24 Jahre, 1,70 für 25 bis 50 Jahre und 1,60 für 51 bis 65 Jahre und älter. Die PAL-Werte für die mittlere und starke körperliche Aktivität sind 1,45 und 2,2.

Folgendermaßen errechnet sich der durchschnittliche Tagesenergiebedarf für eine männliche Person mit mittlerer körperlicher Aktivität, einem Alter von 30 Jahren und einem Körpergewicht von 72 Kilogramm:

Tagesenergiebedarf =
39 kcal/kg x 72 kg = 2.808 kcal am Tag

Eine andere Berechnungsgrundlage für den Tagesenergiebedarf ist die Ermittlung des Grundumsatzes nach Harris und Benedict (1919), addiert mit dem individuell berechneten Arbeitsumsatz in Abhängigkeit der Sportart und Trainingsintensität. Die bereits seit 1918 bestehende Formel wird auch heute noch gern verwendet.

Für Frauen:
Grundumsatz [kcal/24 h] = 655,1 + (9,6 x Körpergewicht [kg]) + (1,8 x Körpergröße [cm])–(4,7 x Alter [Jahre])

Für Männer:
Grundumsatz [kcal/24 h] = 66,47 + (13,7 x Körpergewicht [kg]) + (5 x Körpergröße [cm])–(6,8 x Alter [Jahre])

Allerdings schätzen diese Formeln den tatsächlichen Grundumsatz um ungefähr zehn Prozent zu gering ein (Thompson, 1996). Eine andere Berechnungsmöglichkeit bietet die Gleichung von Cunningham, mit welcher man den Grundumsatz unter Verwendung der fettfreien Körpermasse (lean body mass) berechnen kann. Sie lautet:

Grundumsatz [kcal] =
500 + (22 x fettfreie Körpermasse [kg])

Wird zum Grundumsatz zusätzlich der Energiebedarf während des Alltags, während des Trainings, während der Arbeit und anderer

Täglicher Energiebedarf bei normalem Körpergewicht und normaler körperlicher Aktivität

Alter	geringe körperliche Aktivität [kcal/kg]	mittlere körperliche Aktivität [kcal/kg]	starke körperliche Aktivität [kcal/kg]
Frauen			
15 bis 18 Jahre	36	43	55
19 bis 24 Jahre	33	40	51
25 bis 50 Jahre	33	39	50
51 bis 64 Jahre	32	35	48
65 Jahre und älter	30	33	46
Männer			
15 bis 18 Jahre	39	46	60
19 bis 24 Jahre	35	41	54
25 bis 50 Jahre	34	39	52
51 bis 64 Jahre	32	35	48
65 Jahre und älter	30	34	46

(nach DGE 2000)

Energieumsatz in den Triathlondisziplinen

	Energieumsatz [kcal/min] in den Gewichtsgruppen												
Gewicht	**52 kg**	**55 kg**	**57 kg**	**59 kg**	**61 kg**	**64 kg**	**66 kg**	**68 kg**	**70 kg**	**73 kg**	**75 kg**	**77 kg**	**80 kg**
Schwimmen													
Rücken													
25 m/min	2,9	3,0	3,1	3,3	3,4	3,5	3,7	3,8	3,9	4,0	4,2	4,3	4,4
30 m/min	4,1	4,2	4,4	4,6	4,8	4,9	5,1	5,3	5,5	5,6	5,8	6,0	6,2
35 m/min	5,2	5,4	5,6	5,9	6,1	6,3	6,6	6,8	7,0	7,3	7,5	7,7	7,9
40 m/min	6,4	6,6	6,9	7,2	7,5	7,8	8,0	8,3	8,6	8,9	9,2	9,4	9,7
Brust													
20 m/min	3,6	3,8	4,0	4,1	4,3	4,5	4,6	4,8	4,9	5,1	5,3	5,4	5,6
30 m/min	5,4	5,7	5,9	6,2	6,4	6,7	6,9	7,1	7,4	7,6	7,9	8,1	8,3
40 m/min	7,3	7,6	8,0	8,3	8,6	8,9	9,3	9,6	9,9	10,2	10,5	10,9	11,2
Kraul													
20 m/min	3,6	3,8	4,0	4,1	4,3	4,5	4,6	4,8	4,9	5,1	5,3	5,4	5,6
25 m/min	4,6	4,8	5,0	5,2	5,4	5,6	5,8	6,0	6,2	6,4	6,6	6,8	7,0
35 m/min	5,6	5,9	6,1	6,4	6,6	6,8	7,0	7,3	7,5	7,8	8,0	8,3	8,5
45 m/min	6,6	6,9	7,2	7,5	7,8	8,1	8,4	8,7	9,0	9,3	9,5	9,8	10,1
50 m/min	8,1	8,5	8,8	9,2	9,5	9,9	10,3	10,6	11,0	11,3	11,7	12,0	12,4
Radfahren													
8 km/h	2,2	2,3	2,4	2,5	2,6	2,7	2,8	2,9	3,0	3,1	3,2	3,3	3,4
16 km/h	4,8	5,1	5,3	5,5	5,7	5,9	6,1	6,4	6,6	6,8	7,0	7,2	7,4
24 km/h	8,4	8,7	9,1	9,5	9,8	10,0	10,5	10,9	11,3	11,6	12,0	12,4	12,7
32 km/h	12,3	12,8	13,3	13,9	14,4	14,9	15,5	16,0	16,5	17,1	17,6	18,1	18,7
Laufen													
10 km/h	8,4	8,7	9,1	15,7	9,8	10,2	10,6	10,9	11,3	11,7	12,0	12,4	12,8
11 km/h	9,8	10,2	10,6	11,0	11,5	11,9	12,3	12,8	13,2	13,6	14,1	14,5	14,9
12 km/h	11,2	11,6	12,1	12,6	13,1	13,6	14,1	14,6	15,1	15,6	16,1	16,6	17,1
14 km/h	12,4	12,9	13,5	14,0	14,6	15,1	15,7	16,2	16,8	17,3	17,9	18,4	19,0
16 km/h	13,9	14,5	15,1	9,5	16,4	17,0	17,6	18,2	18,8	19,4	20,0	20,7	21,3
18 km/h	15,3	16,0	16,7	17,3	18,0	18,7	19,4	20,0	20,7	21,4	22,1	22,7	23,4
20 km/h	16,7	17,4	18,2	18,9	19,7	20,4	21,1	21,9	22,6	23,3	24,1	24,8	25,6

Nach M. Williams (1997). Williams gibt zur Berechnung des Arbeitsumsatzes durch sportliche Aktivität folgende Werte (= Kalorienverbrauch pro Minute Belastung) für die drei Teildisziplinen Schwimmen, Radfahren und Laufen im Triathlon in Abhängigkeit vom Körpergewicht für beide Geschlechter in obiger Tabelle an.

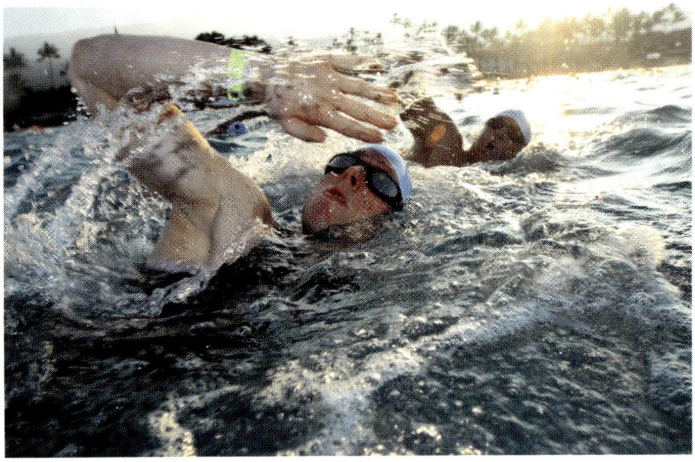

Je schlechter die Technik, desto geringer die Energieeffizienz

Freizeitbeschäftigungen hinzuaddiert, erhält man den Gesamtenergiebedarf pro Tag.

Die dargestellten Zahlen sind nur ungefähre Durchschnittswerte, die im Einzelfall von zahlreichen Faktoren beeinflusst werden können. Radfahren im Windschatten setzt den Energieverbrauch herab, während ein Schwimmer mit einer schlechten Schwimmtechnik mehr Energie verbraucht als ein guter Techniker. Zudem beziehen sich die Zahlen auf die reine Belastungszeit; Unterbrechungen sind nicht enthalten.

Die Analyse der Atemgase unter Belastung lässt Rückschlüsse auf die Energiegewinnung zu

Achtung: Die Energieverbrauchswerte in der Tabelle auf der vorigen Seite enthalten zusätzlich noch den Grundumsatz pro jeweilige Zeiteinheit, der je nach Dauer abgezogen werden muss. Rechenbeispiel: Der persönliche Grundumsatz beträgt zum Beispiel 1.600 Kilokalorien pro Tag. Ein Athlet mit einem Körpergewicht von 75 Kilogramm läuft 16 Kilometer in einer Stunde. Demzufolge berechnet sich sein Arbeitsumsatz folgendermaßen:

Arbeitsumsatz (inkl. Grundumsatzanteil!)
= 20 kcal/min x 60 min = 1.200 kcal pro Belastungsstunde

Reiner Arbeitsumsatz
= Arbeitsumsatz - Grundumsatz
= 1.200 kcal/h - 1.600 kcal/24 h
= 1.200 kcal - 67 kcal
= 1.133 kcal für 1 Stunde Laufen (16 km/h)

Neben einer Berechnung des Energieumsatzes ist auch eine sportmedizinische Messung möglich. Sowohl der Grundumsatz als auch der Arbeitsumsatz während sportlicher Belastung können in der Praxis mittels der indirekten Kalorimetrie ermittelt werden. Alle Nährstoffe werden mithilfe von Sauerstoff überwiegend zu Wasser und Kohlendioxid abgebaut. Auf der Basis einer gemessenen Sauerstoffaufnahme und Kohlendioxidabgabe kann unter Kenntnis des jeweils oxidierten Nährstoffs der Energieumsatz bestimmt werden. Für die Verbrennung von Kohlenhydraten, Fetten und Eiweißen sind unterschiedlich hohe Sauerstoffmengen nötig. Ebenso ist die Menge an gebildeten Kohlendioxidmolekülen verschieden. Durch die Erfassung der Atemgase mithilfe einer Atemmaske können so Rückschlüsse auf den Energieumsatz gezogen werden. Folgende Werte liegen dieser Messmethode zugrunde:

Physiologischer und physikalischer Brennwert

Darunter versteht man die Energie, die bei der Verstoffwechselung („Verbrennung") eines bestimmten Nährstoffs im Körper freigesetzt wird. Während Kohlenhydrate und Fette vollständig zu Kohlendioxid und Wasser abgebaut werden, stimmt ihr physiologischer Brennwert im Organismus mit dem physikalischen

Brennwert unter Laborbedingungen überein. Das trifft allerdings nicht für Eiweiße zu. Eiweiß wird nur unvollständig im Körper abgebaut. Der in den Eiweißmolekülen vorhandene Stickstoff wird als energiehaltige Harnstoffverbindung mit dem Urin ausgeschieden. Das ist die Ursache dafür, dass der physiologische Brennwert von Eiweiß um etwa 25 Prozent geringer ist als der physikalische Brennwert. Die Einheit dafür beträgt kcal/g oder kJ/g. Kohlenhydrate liefern pro Gramm eine Energie von 4,1 Kilokalorien, was auch dem physiologischen Brennwert von Eiweiß entspricht, und Fette liefern 9,3 Kilokalorien pro zugeführter Menge in Gramm.

Kalorisches Äquivalent (kal. Äqu.): Ohne Sauerstoff finden keine Verbrennungsprozesse im Körper statt. Das kalorische Äquivalent der Nährstoffe gibt für einen spezifischen Nährstoff die freigesetzte Energie bei der Verbrennung mit einem Liter Sauerstoff an. Die Einheit dafür beträgt: kcal oder kJ pro Liter Sauerstoff (O_2).

Respiratorischer Quotient (RQ): Mithilfe des respiratorischen Quotienten kann die unterschiedliche Beteiligung der verschiedenen Nährstoffe am Energieumsatz ermittelt werden. Der Quotient stellt das Verhältnis von einer bei der Nährstoffoxidation gebildeten Menge Kohlendioxid zu der aufgenommenen Sauerstoffmenge dar. Während bei der Verbrennung von Kohlenhydraten die Anzahl der zur Oxidation notwendigen Sauerstoffmoleküle gleich der Anzahl der Kohlendioxidmoleküle ist und sich somit ein respiratorischer Quotient von 1 ergibt, werden bei der Verbrennung von Fett mehr Moleküle Sauerstoff aufgenommen und verbrannt, als Kohlendioxidmoleküle

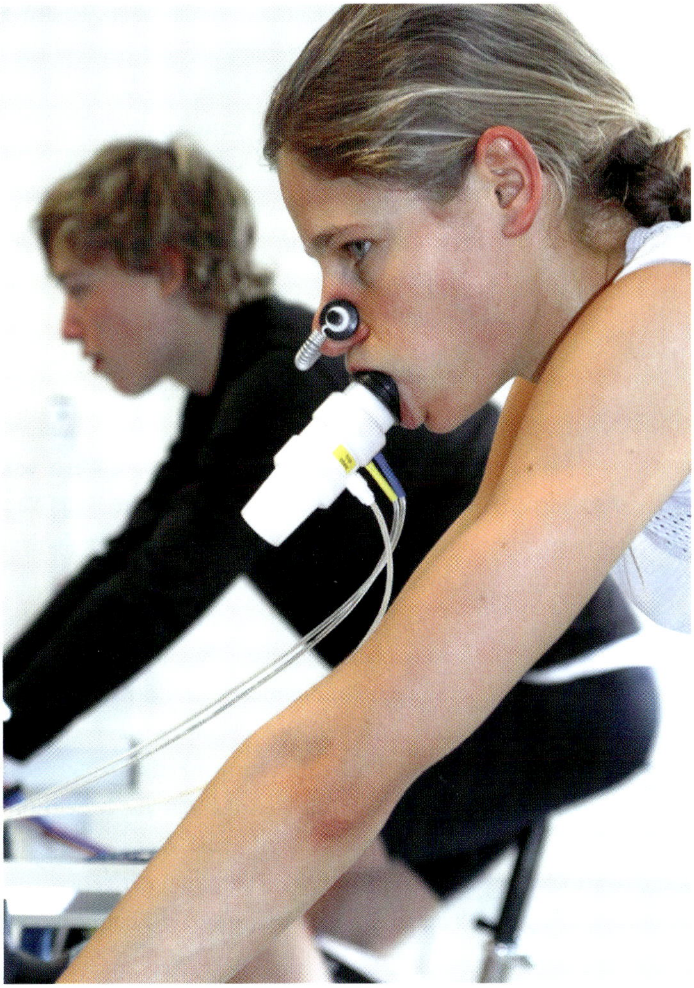

Physikalische und physiologische Brennwerte

Nährstoff	physikalischer Brennwert	physiologischer Brennwert	respiratorischer Quotient	kalorisches Äquivalent
Kohlenhydrate	4,1 kcal/g (17 kJ/g)	4,1 kcal/g (17 kJ/g)	1,0	5,05 kcal/l O_2 (21 kJ/l O_2)
Fette	9,3 kcal/g (38,9 kJ/g)	9,3 kcal/g (38,9 kJ/g)	0,7	4,69 kcal/l O_2 (19,6 kJ/l O_2)
Eiweiß	5,7 kcal/g (23,9 kJ/g)	4,1 kcal/g (17 kJ/g)	0,83	4,48 kcal/l O_2 (18,8 kJ/l O_2)

Substratverbrauch in Abhängigkeit der Belastungsintensität

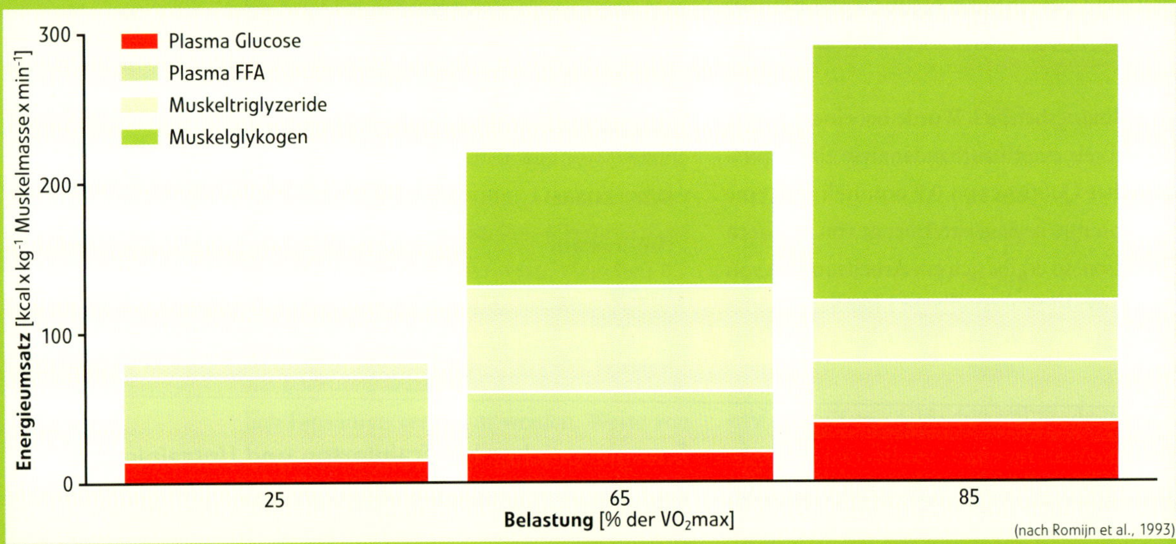

Mit zunehmender Belastungsintensität steigt der Energieverbrauch an. Die Energie wird über den vermehrten Abbau intramuskulärer Substrate bereitgestellt.

Substratverbrauch in Abhängigkeit der Belastungsdauer

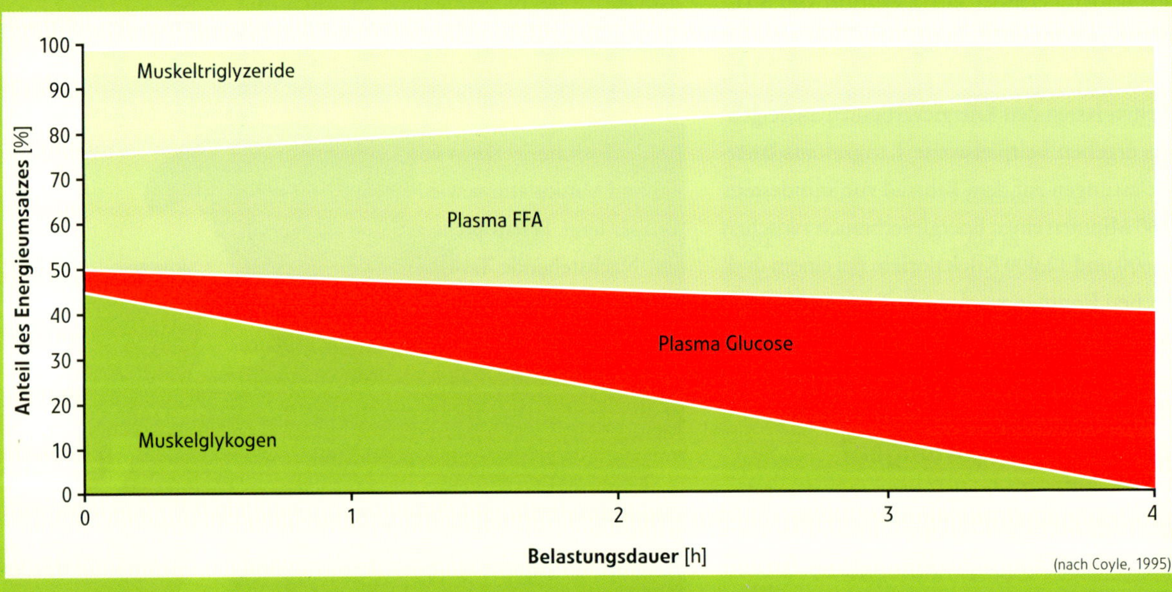

Steigt die Belastungsdauer an, werden die intramuskulären Energiedepots zunehmend entleert.

maximalen Belastungen (über 95 Prozent der VO_2max.) wird ausschließlich Glukose verbrannt. Bei niedrigen Belastungen (30 bis 50 Prozent der VO_2max.) werden 40 bis 50 Prozent Glukose verstoffwechselt, und während extremer Ausdauerbelastungen liegt der Anteil der Fettverwertung nahezu bei 90 Prozent.

Vorteile von Ausdauertraining aus energetischer Sicht

- Je höher die Glykogenvorräte sind, desto höher ist die Ausdauerleistungsfähigkeit bei intensiven Belastungen.
- Ausdauertraining erhöht die intrazellulären Fettdepots.
- Je besser ein Sportler trainiert ist, desto mehr Fettsäuren können bei höherer Intensität noch freigesetzt, transportiert und vom Gewebe verbrannt werden. Das schont das begrenzte Glykogendepot in der Leber und zögert Ermüdungsprozesse hinaus.
- Spezifische Enzymkapazitäten werden belastungsbedingt erhöht, was zu einer verbesserten Energieversorgung und erhöhten Widerstandsfähigkeit gegenüber Ermüdung führt.

Die Grenzen des Energieumsatzes

Wann sagt der Körper: „Stopp, ich kann nicht mehr"? Untersuchungen zu Extremausdauerleistungen haben ergeben, dass Untrainierte das 2,2- bis 2,5-Fache ihres Grundumsatzes in 24 Stunden umsetzen können. Sehr gut trainierte Athleten dagegen können aufgrund des Trainingszustands sowie einer gezielten Kohlenhydrataufnahme während der Belastung den Energieumsatz auf das Vier- bis Fünffache ihres Grundumsatzes steigern. Sowohl die Energieaufnahme als auch der Energieverbrauch setzen Extremausdauerleistungen Grenzen. Der Sportler kann für wenige aufeinanderfolgende Tage enorme Mengen an Energie zuführen, jedoch kommt es dabei sehr oft zu Magen-Darm-Problemen.

Studienergebnisse berichten von protokollierten Energiezufuhren an Tagen extremer Ausdauerbelastungen wie zum Beispiel bei der Tour de France von 5.902 Kilokalorien, bei einem Triple Ironman (11,4 km Schwimmen, 540 km Radfahren und 126,6 km Laufen) von 12.345 Kilokalorien und einem 24-Stunden-Radrennen von 10.800 Kilokalorien. Der Energieverbrauch des 24-Stunden-Radfahrers lag bei 20.200 Kilokalorien, wobei 9.400 Kilokalorien aus den energiereichen Substraten der Muskulatur gewonnen wurden. Dass eine Energiebalance, also ein Gleichgewicht zwischen Energiezufuhr und -verbrauch, nicht aufrechterhalten werden kann, zeigt auch der damit verbundene Körpermasseverlust.

Der Ironman auf Hawaii: Eine Energieleistung, die jedes Jahr aufs Neue die Massen fasziniert

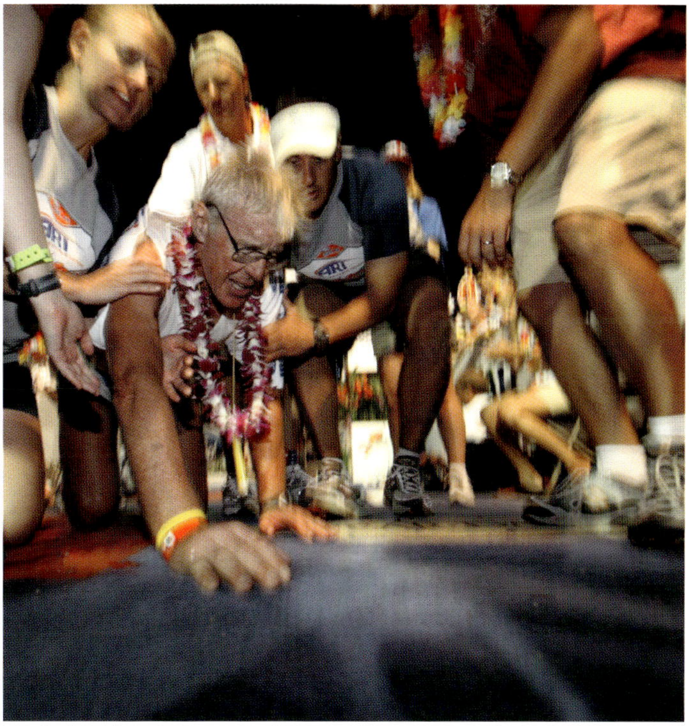

Die Energiezufuhr während der Belastung muss wie die sportliche Leistungsfähigkeit selbst trainiert und optimiert werden

Eiweiß wird besonders bei Energiemangel ebenfalls als Energielieferant abgebaut, was die Ursache für den Muskelabbau ist. Somit wird neben der sportlichen Belastung auch das richtige Kalorienmanagement für den Sportler eine große Herausforderung. Während in der Wettkampfphase hohe Energiebedarfswerte von 7.500 bis 10.000 Kilokalorien am Tag bei Etappen der Tour de France oder beim Ironman erreicht werden, können für Trainingsphasen Werte von zirka 6.000 Kilokalorien am Tag und in Phasen mit geringem Trainingsaufwand Werte von 3.500 Kilokalorien am Tag normal sein. Fällt das Training aufgrund einer Verletzung aus, fällt der Kalorienbedarf sehr stark ab.

Der tägliche Energiebedarf ist deshalb oftmals extremen Schwankungen ausgesetzt. Kann man das mit dem alleinigen Körpergefühl für Appetit, Hunger, Sättigung und Disziplin managen? Grundsätzlich ist es hilfreich, seinen Energiebedarf in verschiedenen Situationen der Belastung zu kennen. Es geht dabei nicht um Kalorienzählen, sondern um eine reale Einschätzung der Belastung und des Energieverbrauchs. Wenn man körperlich sehr hart trainiert, muss oftmals die Vernunft das Essverhalten steuern und zum Essen, insbesondere nach der Belastung, anregen. Der Appetit kann durch körperliche Stresssituationen auch negativ beeinflusst werden. Deshalb ist es wichtig, die Ruhephasen zwischen den einzelnen Belastungshöhepunkten zu nutzen, um die Reserven wieder aufzufüllen. Zum einen, weil dem Sportler mehr Zeit dazu bleibt, und zum anderen, weil ein stärkeres Verlangen nach Nahrung aufkommen kann.

Die Ironman- und Langdistanzwettbewerbe stellen ganz besondere Anforderungen auch an den Energiehaushalt

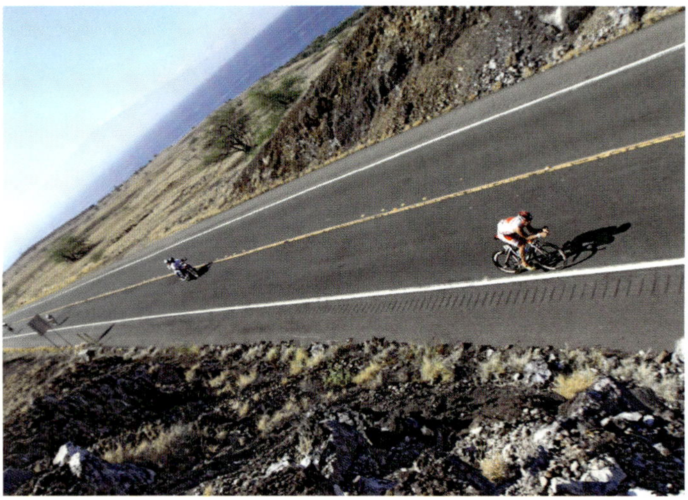

Vorsicht ist nur in der Nachwettkampfphase oder in der trainingsfreien Zeit gegeben, damit der Sportler nicht zu viel Gewicht ansetzt. Hier spielen das richtige Ernährungswissen um eine abwechslungsreiche Kost sowie auch die Selbstdisziplin zum richtigen Ernährungsverhalten eine wichtige Rolle. Ernährungsberater helfen bei der Erstellung individueller Ernährungspläne, die auf der Basis persönlich bevorzugter Lebensmittel und dem jeweiligen Energiebedarf angepasst erstellt werden.

Energetische Probleme bei langen Ausdauerbelastungen

Mit steigender Belastungsdauer nimmt der Energieverbrauch zu. Allerdings sind die körpereigenen Energiereserven limitiert. Je stärker die Belastungsintensität ansteigt, desto mehr Energie wird aus den Speichern bezogen. Bei steigender Belastungsdauer kommt es zu entleerten Speichern. Energielieferanten sind die im Blut befindlichen Fettsäuren und Glukose, die zum einen der exogenen Zufuhr über die Nahrung und zum anderen für die Glukose aus dem Leberglykogen entstammen. Im anaeroben Bereich steigt der Anteil der Kohlenhydrate am Energieumsatz (relativ kleiner

Speicher), im aeroben Bereich überwiegt die Fettverbrennung (großer Speicher). Die regelmäßige Zufuhr von Energie über Lebensmittel und deren Verträglichkeit spielt zur Aufrechterhaltung der Leistung eine große Rolle. Allerdings sind auch der Nahrungsaufnahme während der Belastung deutliche Grenzen gesetzt. Bei intensiven Ausdauerbelastungen ist die Magenentleerungsgeschwindigkeit verringert. Es wird weniger Flüssigkeit in den Darm und ins Blut transportiert. Ein richtiges Versorgungsmanagement während der Belastung bezieht diese Aspekte mit ein. Bei intensiven Ausdauerbelastungen sollten nicht mehr als 360 Kilokalorien pro Stunde in Form von Kohlenhydraten (bzw. max. 80 Gramm Kohlenhydrate pro Belastungsstunde) und nicht mehr als 800 Milliliter Flüssigkeit (mit mindestens 460 Milligramm Natrium pro Liter Flüssigkeit) verzehrt werden.

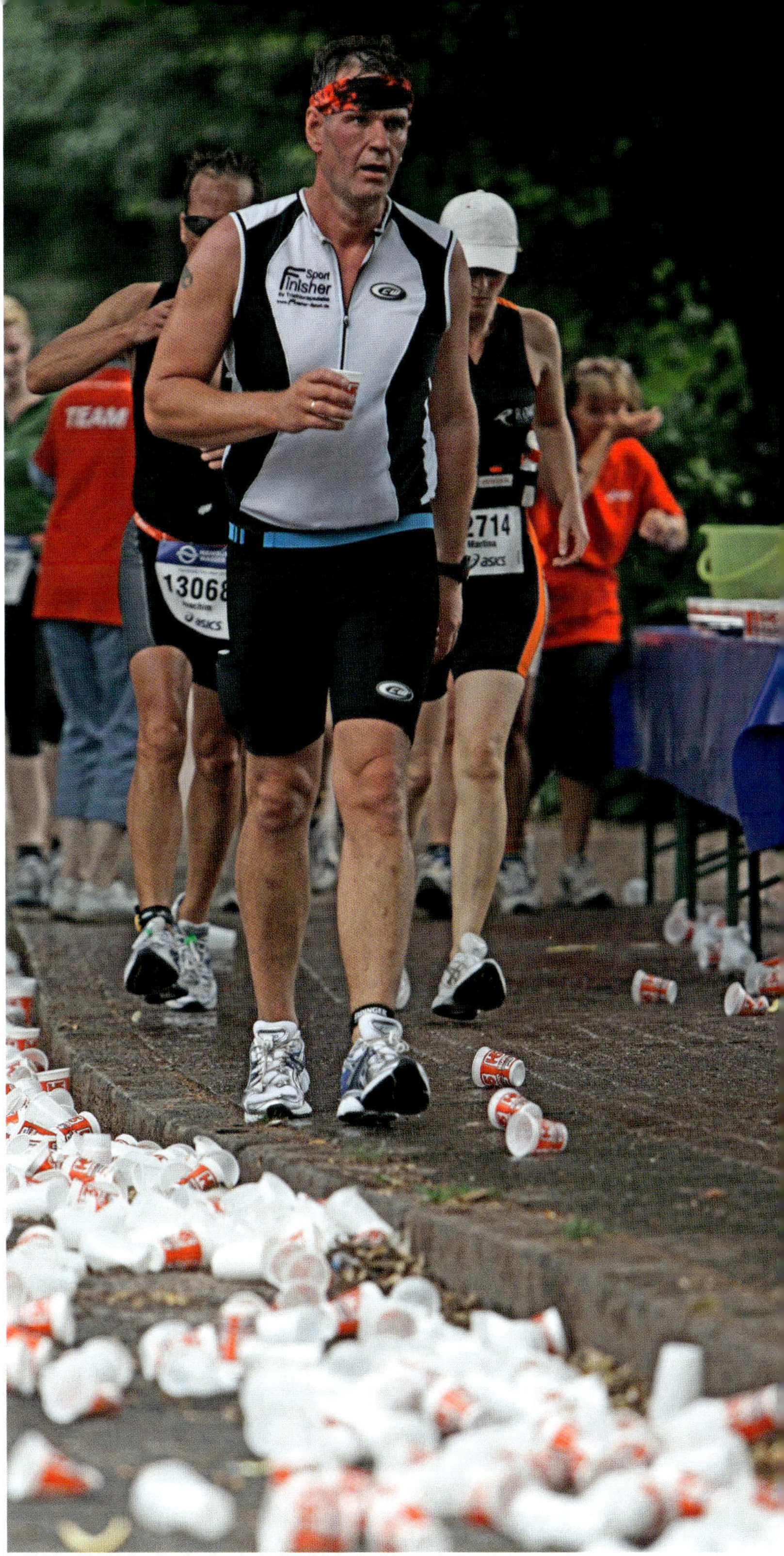

Zusammenfassung

Jeder sollte seinen ungefähren Tagesenergiebedarf kennen und seine Energiezufuhr daran anpassen. Besonders groß ist diese Herausforderung für Spitzensportler, deren täglicher Energiebedarf in Abhängigkeit der sportlichen Aktivität oder Inaktivität um 1.000 Kilokalorien und mehr schwanken kann. Eine dauerhaft zu hohe Energiezufuhr schlägt sich schnell in ein paar Pfunden mehr nieder, während eine zu geringe Energie- und Nährstoffversorgung gesundheitliche Nachteile bringen kann. Mit dem richtigen Wissen und der richtigen Einstellung sind bestenfalls kleinere Korrekturen notwendig, die allerdings keine Probleme darstellen.

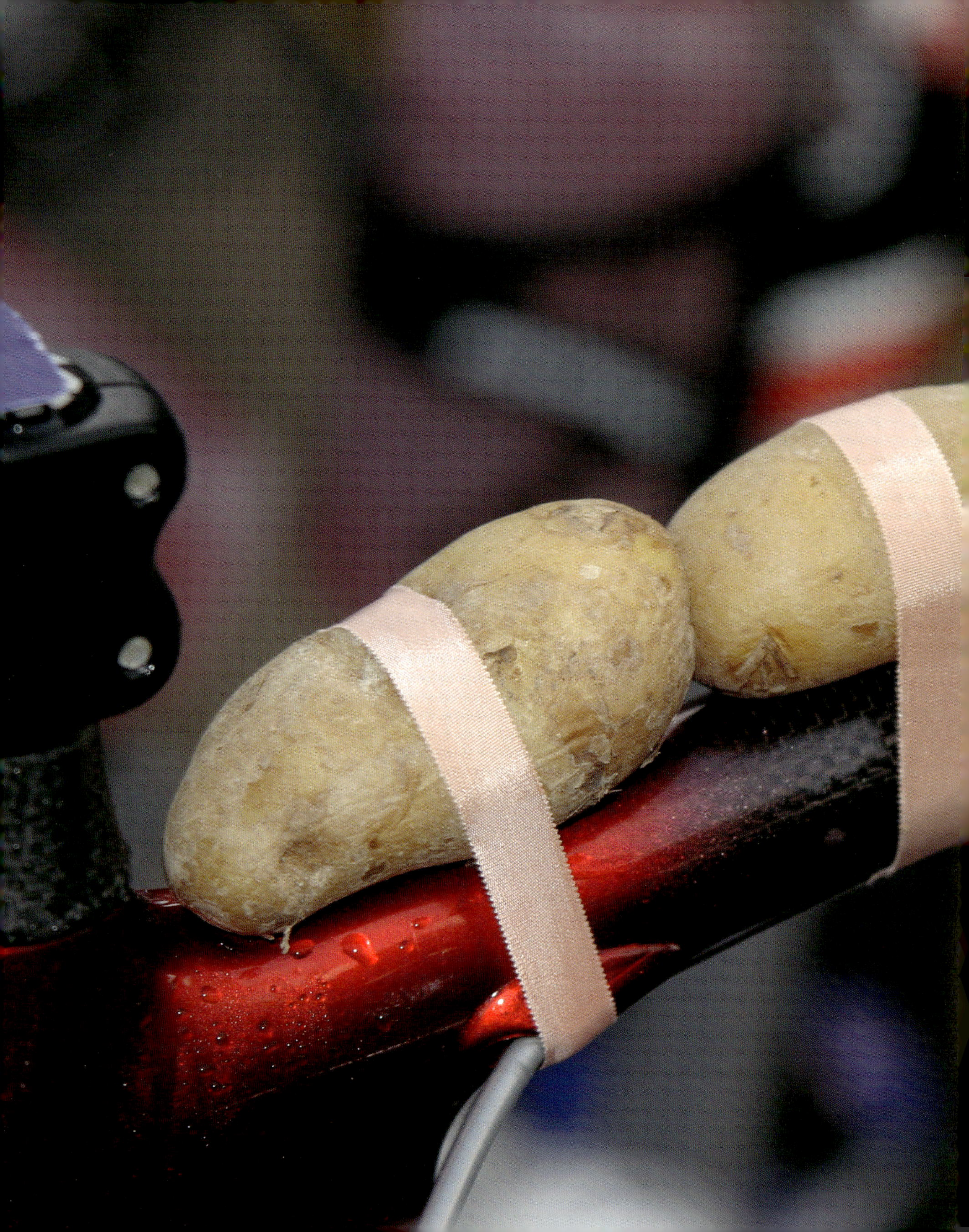

Kapitel 3

Kohlen-hydrate

Energiequelle Nr. 1

Kohlenhydrate sind die wichtigsten Energielieferanten des Körpers. Einige Zellen können nur diesen Nährstoff verwerten. Trotzdem sind Kohlenhydrate nicht essenziell für uns. Wie das zusammenpasst, lesen Sie in diesem Kapitel.

Von allen Makronährstoffen sind die Kohlenhydrate die wichtigsten Energielieferanten für uns. Die Zellen des zentralen Nervensystems, die Zellen des Nierenmarks und die roten Blutkörperchen (Erythrozyten) können nur diesen Nährstoff verwerten und sind deshalb auf eine tägliche Mindestzufuhr von ungefähr 120 Gramm angewiesen. Trotzdem sind Kohlenhydrate nicht essenziell für uns.

Im Fall einer unzureichenden Kohlenhydrataufnahme werden Eiweiß (zum Beispiel aus der Muskulatur), Laktat oder Glyzerin (das Grundgerüst von Fetten) abgebaut, um daraus über Stoffwechselumwege Glukose zu generieren und kurzfristig den Bedarf zu decken. Zum Aufbau von 100 Gramm Glukose werden circa 200 Gramm Nahrungs- oder Körpereiweiß benötigt, wobei bestimmte verzweigtkettige Aminosäuren (Eiweißbausteine) bevorzugt werden. Bei längerem Fasten allerdings passt sich der Stoffwechsel an und nutzt die von der Leber aus Acetyl-CoA gebildeten Ketonkörper (Acetoacetat, Aceton und β-Hydroxybutyrat) zur Energieversorgung des Gehirns. Das funktioniert nur, wenn spezifische Enzyme zur Verarbeitung der Ketonkörper im Gehirn und in der Muskulatur gebildet werden. Acetyl-CoA ist eine natürlich anfallende Schlüsselsubstanz vieler Stoffwechselprozesse. Mit Hilfe dieser Anpassung kann das Gehirn anstatt einer Mindestmenge von 120 Gramm pro Tag mit nur 40 Gramm Glukose pro Tag auskommen.

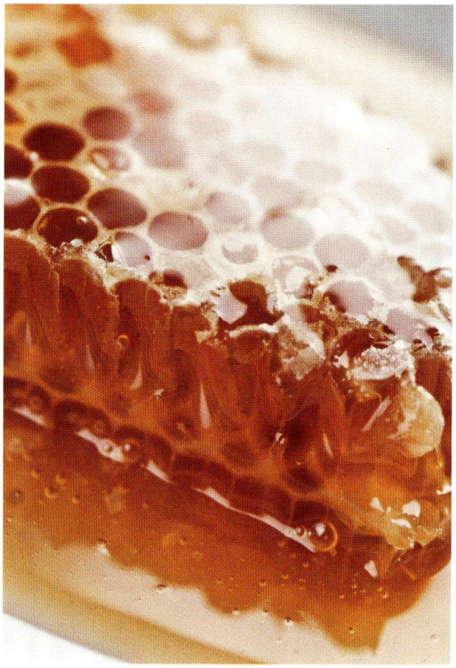

Natürliche Energie- und Vitaminquelle: Honig

Verwertbare Kohlenhydrate

Kohlenhydrate	Beispiele/Vorkommen
Monosaccharide	
Glukose (Traubenzucker)	Früchte, Gemüse, Honig
Fruktose (Fruchtzucker)	Früchte, Gemüse, Honig
Galaktose (Schleimzucker)	Milch- und Milchprodukte
Disaccharide	
Saccharose (Haushaltszucker) = Glukose + Fruktose	Zuckerrüben, Zuckerrohr, gering in Früchten und Gemüse
Laktose (Milchzucker) = Glukose + Galaktose	Milch, Milchprodukte
Maltose (Malzzucker) = Glukose + Glukose	Stärkeabbauprodukte, gering in Getreideprodukten, Gersten- und Kartoffelkeimen
Oligo- und Polysaccharide	
Dextrine (Stärkeabbauprodukt; aus 4–10 Glukoseeinheiten)	entstehen beim Backen von Kuchen und Brot, Stärkehydrolysate
Stärke (Amylose + Amylopektin) Amylose: 250–300 und Amylopektin: 5.000–6.000 Glukoseeinheiten	Kartoffeln, Getreide
Glykogen (viele Glukoseeinheiten)	Speicherkohlenhydrat in der Leber und Muskulatur des menschlichen und tierischen Körpers

Verwertbare Kohlenhydrate

Alle Kohlenhydrate bestehen aus Kohlenstoff, Wasserstoff und Sauerstoff. Pflanzliche Lebensmittel wie Getreideprodukte, aber auch Obst und Gemüse, sind die überwiegenden Kohlenhydratlieferanten unserer Ernährung. Neben ihrer wichtigen Aufgabe als Energielieferanten üben sie auch spezifische Funktionen aus wie zum Beispiel als Partner von Enzymen, Transportproteinen oder Immunglobulinen. Nach der Verdaubarkeit unterscheidet man zwischen verwertbaren (Zucker) und nicht verwertbaren Kohlenhydraten (Nahrungsfasern/Ballaststoffe).

Während Glukose (Traubenzucker) und Fruktose (Fruchtzucker) insbesondere in Früchten und Honig vorkommen, ist die Galaktose ein wichtiger Bestandteil des Milchzuckers. Unter Saccharose wird der klassische Haushalts- oder Rohrzucker verstanden. Saccharose setzt sich zusammen aus je einem Glukose- und Fruktose-Baustein. Laktose (Milchzucker) ist hauptsächlich in Milch und Milchprodukten zu finden. Maltose (Malzzucker) kommt in Gersten- und Kartoffelkeimen vor. Pflanzliche Stärke besteht aus Amylose und Amylopektin. Besonders stärkereich sind Getreide und Kartoffeln. Glykogen ist die Speicherform der Kohlenhydrate in Leber und Muskulatur von Mensch und Tier.

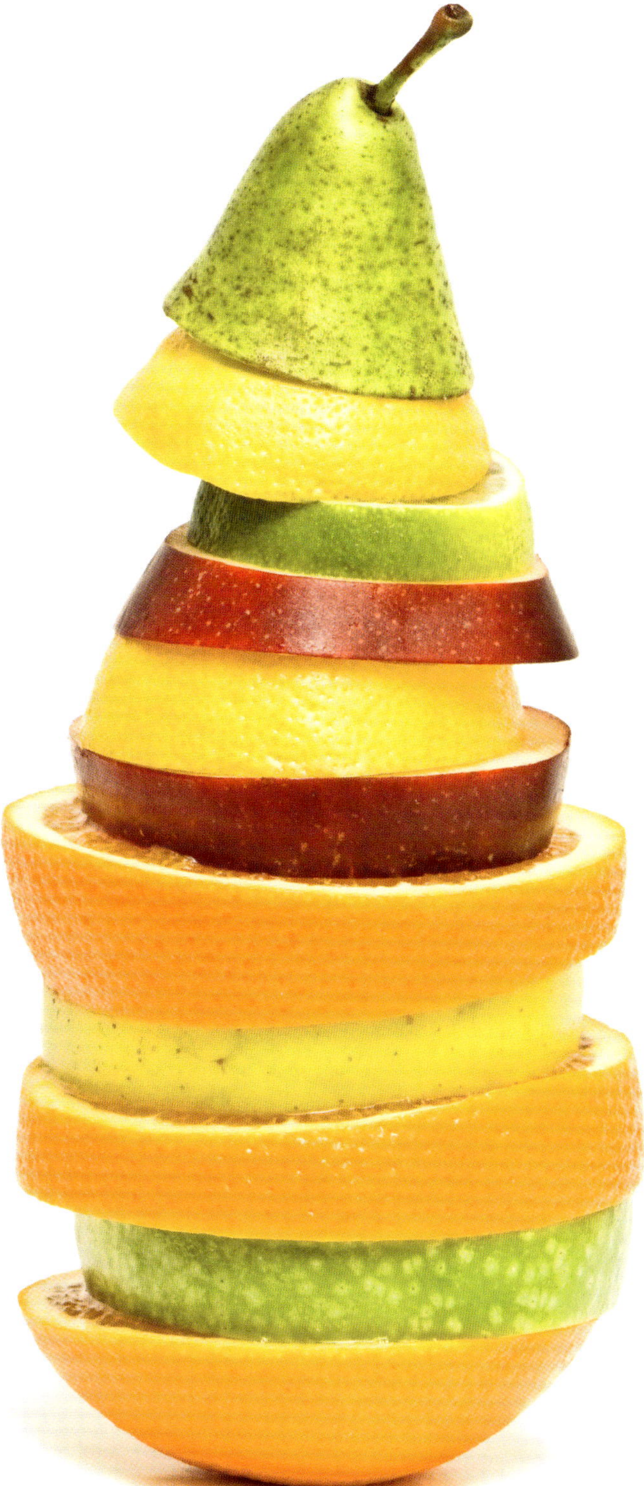

Ballaststoffe

Von diesen drei Gruppen der verdaulichen Kohlenhydrate, die vorrangig der Energieversorgung dienen, unterscheidet man die Gruppe der unverdaulichen Kohlenhydrate, auch Nahrungsfasern oder Ballaststoffe genannt. Diese Polysaccharide (Vielfachzucker) können nicht verdaut werden.

Ballaststoffe helfen nicht nur beim Abnehmen, sondern beugen auch vor Diabetes und Krebs vor

Sowohl die wasserlöslichen als auch die nicht löslichen Ballaststoffe haben eine große Bedeutung für die Gesundheit. Während die nicht löslichen Ballaststoffe vor allem die Stuhlmasse erhöhen und dadurch die Darmmotorik anregen, können die wasserlöslichen Ballaststoffe Wasser binden und das Stuhlvolumen erhöhen. Sie verzögern die Magenentleerung und sorgen so für ein anhaltendes Sättigungsgefühl.

Wasserlösliche und wasserunlösliche Ballaststoffe

	nicht lösliche Ballaststoffe	wasserlösliche Ballaststoffe
Charakteristika	widerstandsfähig gegenüber dem Abbau durch bakterielle Enzyme, keine Gelbildung	Abbau durch bakterielle Enzyme, Gelbildung mit Flüssigkeit
wichtige Funktionen	Regulation der Zeit für den Dickdarmtransit; Erhöhung der Stuhlmasse und -frequenz	Verzögerung der Magenentleerung, Verzögerung der Glukoseabsorption, Senkung des LDL- und Gesamt-Cholesterins
Beispiele	Lignin, Zellulose, bestimmte Pektine und Hemizellulose	Gummi, bestimmte Pektine und Hemizellulose
Vorkommen	Weizen und Weizenvollkornprodukte, Weizenkleie, Roggen, Vollkornreis, Apfelschale, Kohl, Karotten, Rosenkohl, Rübe, Blumenkohl	Haferkleie, Hafervollkornmehl, Bohnen, Erbsen, Reiskleie, Gerste, Zitrusfrüchte, Apfelmark, Erdbeeren, Kartoffeln

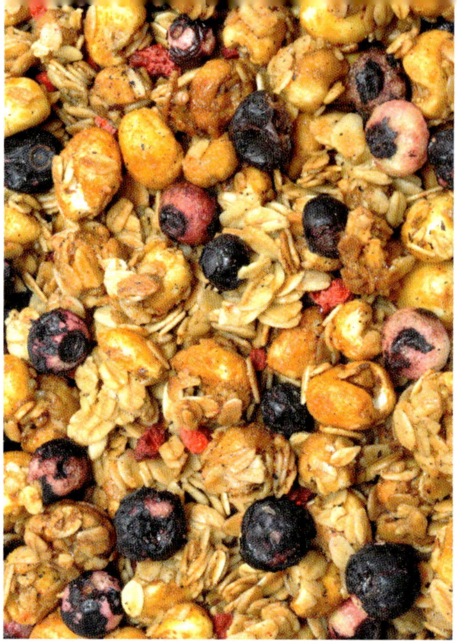

Außerdem begünstigen sie die Ausscheidung von Gallensäuren, die Bausubstanz von Cholesterin, was wiederum zu einer Verringerung des LDL- und Gesamt-Cholesterols führt. Der Verzehr von Ballaststoffen führt zu einer geringeren Insulinausschüttung, was zum einen die Bauchspeicheldrüse entlastet und zum anderen für ein längeres Sättigungsgefühl sorgt. Eine gemüse- und obstreiche Kost liefert viele Ballaststoffe und senkt das Risiko für bösartige Tumoren in Mund, Rachen, Kehlkopf, Speiseröhre, Magen und Dickdarm. Im Ernährungsbericht der Deutschen Gesellschaft für Ernährung (DGE) 2008 wird eine Ballaststoffaufnahme von 31,1 Gramm am Tag mit einem um 21 Prozent verringerten Risiko für kolorektale Karzinome für Männer und ab einer täglichen Zufuhr von 24,3 Gramm für Frauen berichtet. Die Studie kommt zu dem Entschluss, dass insbesondere die Ballaststoffe in Getreide bei Karzinomen im Verdauungstrakt einen schützenden Effekt ausüben. Im Sinne einer Krebsprävention sollten mindestens 650 Gramm Obst und Gemüse am Tag sowie ballaststoffreiche Getreideprodukte verzehrt werden.

Der tägliche Bedarf

Die Deutsche Gesellschaft für Ernährung empfiehlt, mindestens 50 Prozent der täglichen Energiezufuhr in Form von Kohlenhydraten aufzunehmen. Bei geringer körperlicher Aktivität sind das für einen gesunden Erwachsenen etwa fünf Gramm pro Kilogramm Körpergewicht. Dabei sollte es sich in der Basisernährung bevorzugt um stärkehaltige und ballaststoffreiche Lebensmittel handeln, die zugleich auch gute Lieferanten von lebensnotwendigen Nährstoffen und sekundären Pflanzenstoffen sind. Mit steigender körperlicher Belastung steigt auch die Empfehlung für die tägliche Kohlenhydratzufuhr. Die ausreichende Verfügbarkeit von Glukose, sowohl über die Nahrung als auch aus körpereigenen Speichern in Muskulatur und Leber, ist für die körperliche Leistungsfähigkeit unerlässlich. Für den Sportler gelten Bedarfswerte für die Kohlenhydratzufuhr, die in Abhängigkeit des sportlichen Leistungsumfangs gesehen werden müssen. Bezüglich einer guten Ballaststoffzufuhr empfiehlt die DGE mindestens 30 Gramm am Tag.

Die Kohlenhydrate in der Verdauung

Ein großer Teil der Kohlenhydrate wird über stärkehaltige Lebensmittel aufgenommen. Die Verdauung von Stärke beginnt bereits im Mund. Die mit Speichel umgebenen Glukoseketten werden durch die α-Amylase in Dextrine gespalten. Die Endabbauprodukte der Stärke sind Maltose und Isomaltose. Saccharose und Laktose werden im Dünndarm durch weitere spezifische Enzyme der Bauchspeicheldrüse (Disaccharidasen) zu Monosacchariden gespalten. Das ist eine wichtige Voraussetzung für die Aufnahme im Dünndarm. Der größte Teil aufgenommener Galaktose und Fruktose wird in der Leber zu Glukose abgebaut. Glukose hingegen wird sowohl unter dem Einfluss von Insulin von den Körperzellen aufgenommen und verbraucht oder in Form von

Richtwerte für den Kohlenhydratbedarf

Ziel	empfohlene Kohlenhydratzufuhr pro kg Körpergewicht
kurzfristig auf Einzelleistung ausgerichtet	
optimale Glykogenspeicherung (inklusive regenerationsfördernder Aspekte und Carboloading)	täglich 7–10 Gramm
schnelles Wiederauffüllen der Glykogenspeicher bei Erholungszeiten von weniger als 8 Stunden zwischen den Einzelleistungen	alle 2 Stunden 1 Gramm
Vorleistungsmahlzeit zur Steigerung der Kohlenhydratverfügbarkeit vor Langzeitleistungen	1–4 Stunden vor Leistungsbeginn 1–4 Gramm
Kohlenhydratzufuhr während Leistungen mittlerer Intensität oder intermittierender Leistungen von mehr als 1 Stunde	stündlich 0,5–1 Gramm (30–60 Gramm pro Stunde)
längerfristig auf den Alltag ausgerichtet	
Bedarf bei geringer Leistungsintensität und geringem Leistungsumfang (weniger als 1 Stunde pro Tag)	täglich 5–7 Gramm
Bedarf bei höheren Leistungsintensitäten und -umfängen im Ausdauersport (1 bis 3 Stunden mittel- bis hochintensive Belastung pro Tag)	täglich 7–10 Gramm
Bedarf bei Höchstleistungen (mehr als 4 bis 5 Stunden mittel- bis hochintensiver Belastung pro Tag)	täglich 10–12 Gramm

(nach Burke et al. 2001)

Glykogen in Leber und Muskulatur zur späteren Energiegewinnung gespeichert. Die Aufnahme in die Leber erfolgt insulinunabhängig.

Ballaststoffe werden durch Bakterien abgebaut. Die wichtigsten Endprodukte dieses Vorgangs sind die kurzkettigen Fettsäuren Acetat, Propionat und Butyrat. Auch Gase entstehen beim Abbauprozess. Die Fettsäuren werden im Dickdarm aufgenommen und von Schleimhautzellen, Leber und Muskulatur energetisch genutzt. Dabei kann eine Energie von 0 bis 2 Kilokalorien pro Gramm Ballaststoffe gewonnen werden. Die Ballaststoffe aus Obst und Gemüse liefern höhere Energiewerte als solche aus Getreide.

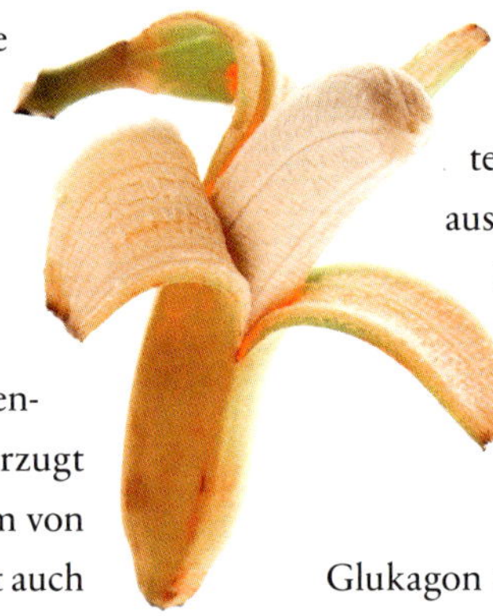

Unverzichtbarer Treibstoff im Triathlon: die Banane

Überdosierung möglich?

Grundsätzlich werden Kohlenhydrate vom Körper bevorzugt verstoffwechselt oder in Form von Glykogen gespeichert. Das ist auch bei einer hohen Kohlenhydratzufuhr der Fall. Wird über den Bedarf hinaus aufgenommen, dann werden größtenteils die Fettsäuren aus der Nahrung im Körperfettgewebe gespeichert. Liegt die Kohlenhydrataufnahme bei jungen Erwachsenen mit normaler körperlicher Aktivität allerdings bei mehr als 400 bis 500 Gramm pro Tag, werden aus der überschüssig zugeführten Glukose sowohl in der Leber als auch im Fettgebewebe neue gesättigte Fettsäuren gebildet und im Körperfettgewebe gespeichert. Das betrifft auch die in geringen Mengen zugeführte Fruktose. Wer allerdings körperlich sehr aktiv ist, ist auf eine ausreichend hohe Kohlenhydratzufuhr angewiesen.

Ein Lebensmittel mit einem hohen glykämischen Index provoziert eine hohe Insulinausschüttung, während ein Lebensmittel mit einem niedrigen glykämischen Index weniger Insulin benötigt.

Kohlenhydrate und der Blutzuckerspiegel

Obwohl nicht zu jeder Mahlzeit und wenn dann in unterschiedlichen Mengen Kohlenhydrate zugeführt werden, wird die Blutzuckerkonzentration beim stoffwechselgesunden Menschen konstant im Bereich von 80 bis 120 mg/dl (4,5 bis 6,6 mmol/l) Blut gehalten. Der Blutzuckerspiegel wird reguliert durch: Insulin, Glukagon, Glukokortikoide und Catecholamine.

Werden Kohlenhydrate über die Nahrung aufgenommen, schüttet die Bauchspeicheldrüse Insulin aus: Der Insulinspiegel steigt nach den Mahlzeiten an. Dagegen ist der Insulinspiegel während Essenspausen, bei körperlicher Belastung und in der Nacht gering. Das Zusammenspiel von Insulin und Glukagon verhindert so größere Schwankungen des Blutzuckerspiegels. Die meisten Körperzellen nehmen Glukose nur in Anwesenheit von Insulin auf. Insulin senkt die Blutzuckerkonzentration, indem es die Aufnahme der Glukose in die Zellen (Glykolyse) und die Glykogenbildung sowie auch Triglyzeridbildung fördert. Zugleich hemmt es die Wirkung der Gegenspieler Glukagon, der Glukokortikoide und der Katecholamine. Diese Hormone wiederum kommen zum Einsatz, wenn die Blutzuckerkonzentration etwas unter den Normalbereich abfällt. Aus Glykogen der Leber sowie auch aus bestimmten Aminosäuren wird schnell neue Glukose gewonnen, um den Blutzuckerspiegel wieder ansteigen zu lassen. Die Wirkung des Insulins wird dabei gehemmt.

Insulin und Glukagon

- Insulin ist ein Hormon, das die Verwendung, Verteilung und Speicherung der Energie im Körper entscheidend beeinflusst. Es steuert die Speicherung aller Nährstoffe.
- Glukagon ist ein Gegenspieler von Insulin. Das Hormon verhindert ein zu starkes Absinken der Blutzuckerkonzentration, da der Körper ein Minimum an Glukose benötigt.

Der glykämische Index (GI)

Lebensmittel haben einen unterschiedlichen Einfluss auf den Blutzuckerspiegel. Um den Einfluss verschiedener Lebensmittel auf den Blutzuckerspiegel beschreiben und vergleichen zu können, hat der Wissenschaftler Jenkins 1981 den Begriff des glykämischen Index (oder kurz GI) eingeführt. Dieser gibt Auskunft über die Auswirkung einzelner Lebensmittel auf die Blutzuckerkonzentration, was mit der Einnahme einer entsprechenden Referenzmenge an Glukose oder Weißbrot in Beziehung gesetzt wird. Übt ein Lebensmittel einen nur geringen Einfluss auf den Blutzuckerspiegel aus, hat dieses einen niedrigen glykämischen Index, während ein Lebensmittel mit einem hohen glykämischen Index eine starke Blutzuckerantwort auslöst. Grundsätzlich ist die Geschwindigkeit entscheidend, mit der die Kohlenhydrate den Verdauungstrakt passieren. Je langsamer dieser Prozess verläuft, desto geringer ist der Einfluss auf den Blutzuckerspiegel und desto niedriger ist der glykämische Index des verzehrten Lebensmittels. Im umgekehrten Fall sind schnell verfügbare Kohlenhydrate sehr blutzuckerwirksam und in Lebensmitteln mit hohem glykämischen Index enthalten.

Stärke ist nicht gleich Stärke

Die Aussage, dass einfache, kurzkettige Kohlenhydrate schnell ins Blut gelangen und komplexe langsam, stimmt so nicht. Reis und Kartoffeln bestehen überwiegend aus komplexen Kohlenhydraten (Stärke), weisen aber einen hohen glykämischen Index auf. Grund dafür ist die Zusammensetzung der Stärke. Stärke besteht aus Amylose und Amylopektin. Während Amylose langkettig und geradlinig ist, ist Amylopektin verzweigtkettig und damit nicht nur

Unterschiedliche Kohlenhydratquellen haben verschiedene Auswirkungen auf den Blutzucker

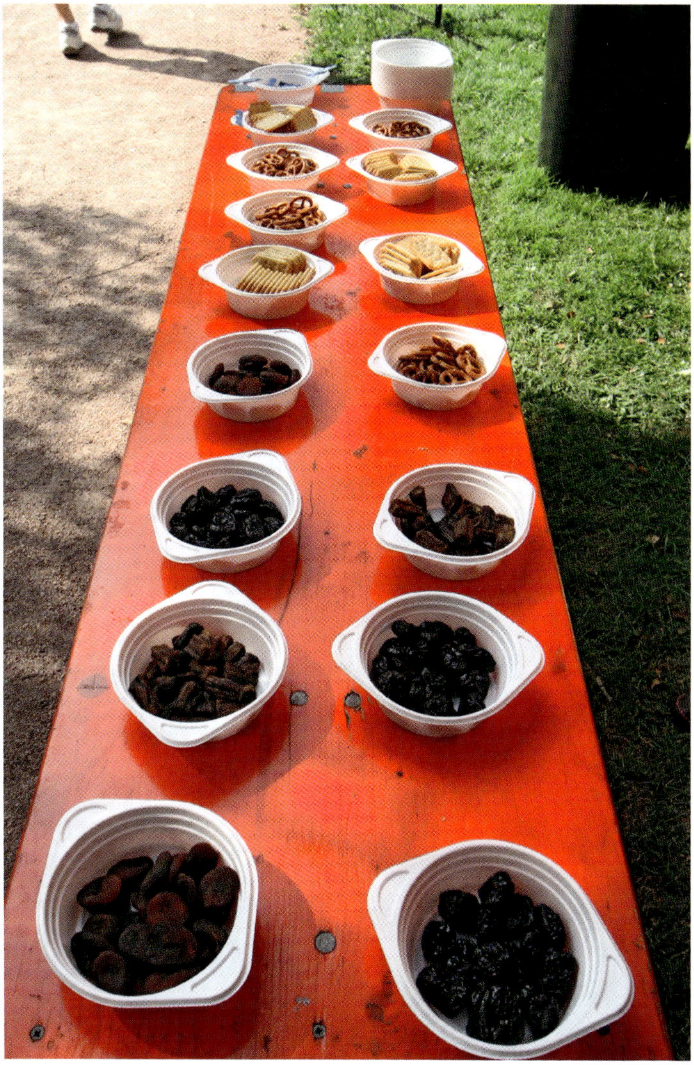

Glykämischer Index einiger Lebensmittel

	glykämischer Index	50 g Kohlenhydrate sind enthalten in
hoher glykämischer Index (70 bis 100)		
Glukose	100	50 g
spezifische Sportgetränke	95	0,7 l
Baguette	95	100 g
gekochter Reis	88	170 g
Cornflakes	81	60 g
Ofenkartoffeln	85	200–300 g
Honig	73	65 g
Toastbrot	73	100 g
feinvermahlenes Brot	70	200 g
mittlerer glykämischer Index (55 bis 70)		
feinvermahlenes Vollkornbrot	70	130 g
Müsli	68	60 g
Softgetränke	68	0,5 l
Haushaltszucker	65	50 g
Colagetränke	63	460 ml
gekochter Basmatireis	58	200 g
Banane	55	250 g
Haferflocken	55	84 g
niedriger glykämischer Index (unter 55)		
Vollkornbrot mit Körnern	52	150 g
Schokolade	49	80 g
Orange	43	400–600 g
gekochte Teigwaren (al dente)	41	200 g
Apfel	36	400 g
unreife Banane	30	250 g
Milch	27	1,1 l
Fruchtzucker	23	50 g

(in Anlehnung an Foster-Powell 1995)

quellfähiger, sondern auch günstiger für einen enzymatischen Abbau. Liegt der Amylopektinanteil eines stärkereichen Lebensmittels höher als der an Amylose, ist auch der glykämische Index dieses Lebensmittels höher. Je höher der Anteil an der schwer zugänglichen Amylose, desto geringer ist der glykämische Index. Das ist auch die Erklärung dafür, warum normaler gekochter Reis im Vergleich zum Basmatireis einen höheren glykämischen Index aufweist. Der Anteil an Amylose ist bei Basmatireis höher als im herkömmlichen weißen Reis.

Nach dem Verzehr kohlenhydrathaltiger Lebensmittel wird aufgrund der ansteigenden Blutzuckerkonzentration Insulin ausgeschüttet. Lebensmittel mit einem hohen glykämischen Index benötigen viel Insulin, während Lebensmittel mit einem niedrigen glykämischen Index wenig Insulin erfordern. Viel Insulin bedeutet, dass die Zuckerkonzentration schnell wieder sinkt, indem der Zucker schnell in die Zelle gebracht wird. Der schnelle Blutzuckerabfall kann sogar zu einer Unterzuckerung (Hypoglykämie) führen, die sich in Konzentrationsschwäche, Heißhunger, Ermüdung oder Schwindelanfällen bemerkbar macht. Das Verlangen nach schnell verfügbarer Energie (Zucker) wird geweckt. Die Spirale setzt sich fort. Zugleich kommt es zu einer starken Beanspruchung der insulinproduzierenden Bauchspeicheldrüse, was sich in dem Krankheitsbild eines Typ-2-Diabetes manifestieren kann.

Der GI in der Basis- und Sporternährung

Entscheidend für die Auswirkung auf den Blutzuckerspiegel ist die Geschwindigkeit, mit der die Kohlenhydrate den Magen verlassen. Wesentliche Einflussfaktoren sind die Menge, der Anteil und die Art der vorhandenen Ballaststoffe, der Fettgehalt, die Energiedichte sowie auch die Konsistenz eines Lebensmittels. Grundsätzlich werden Flüssigkeiten vom Körper schneller aufgenommen als feste Speisen. Entscheidend ist außerdem die Konzentration der enthaltenen Zuckermoleküle. Je höher die Teilchenkonzentration, desto langsamer ist die Aufnahme aus dem Magen. Das ist der Grund dafür, warum unverdünnter Saft langsamer aufgenommen wird als mit Wasser verdünnter. Fette und Ballaststoffe können ebenfalls die Magenentleerungsrate verzögern. Für die Basisernährung ist eine Ernährung auf der Grundlage eines niedrigen glykämischen Index wünschenswert, da sie aus gesundheitlicher Sicht vorteilhafter ist.

Vorteile einer Kost mit niedrigem GI für die Basisernährung

- Schonung der Bauchspeicheldrüse und der insulinproduzierenden Zellen
- keine große Schwankungen des Blutzuckerspiegels
- bessere Konzentrations- und Leistungsfähigkeit
- keine Heißhungerattacken
- anhaltendes Sättigungsgefühl
- Ballaststoff- und vitaminreiche Ernährung mit viel Gemüse, Obst und Salat
- grobkörnige Vollkornbackwaren liefern zugleich wertvolle Mineralstoffe

Für eine sportlich sehr aktive Person kann eine schnelle Magenentleerungsrate sehr viele Vorteile haben. Wenn man bedenkt, dass insbesondere während Ausdauerbelastungen die Verträglichkeit und Verfügbarkeit eines Ener-

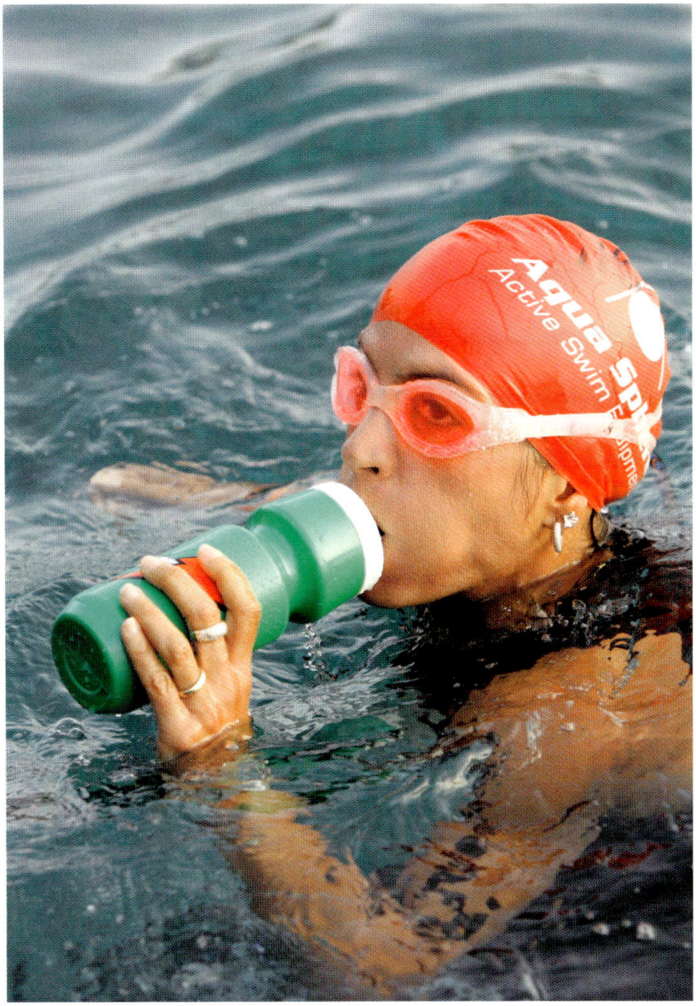

So können Sie die Blutzuckerwirksamkeit der Kohlenhydrate mindern

Verwenden Sie statt …	besser …
Baguette, Brötchen, Weißbrot	Vollkornbackwaren mit ganzen Körnern
Gezuckerten Cornflakes	Müsli mit Trockenobst oder Haferflocken
Ofenkartoffeln, Kartoffelbrei	Pellkartoffeln
Weißer Reis	Vollkornreis oder Basmatireis
Waffeln	Nüsse, Müsliriegel, Haferkekse

gieträgers höchste Priorität genießen, wird sehr schnell deutlich, wo die Vorteile von Lebensmitteln mit hohem glykämischen Index liegen. Lebensmittel mit niedrigem glykämischen Index führen sowohl vor als auch während sportlicher Aktivität zu unangenehmen Beschwerden im Verdauungstrakt wie Blähungen, Völlegefühl oder Seitenstechen, sie verzögern die Energiebereitstellung, was sogar bis zum Abbruch der Belastung führen kann. Nur die Kohlenhydrate in Lebensmitteln mit hohem glykämischen Index verlassen den Magen schnell und belasten ihn nicht unnötigerweise. Der Körper bekommt seine Energie schnell und effizient zur Verfügung gestellt. Angst vor Unterzuckerung muss man während der Belastung aufgrund der hohen Blutzuckerwirksamkeit nicht haben. Dafür sorgen die ausgeschütteten Stresshormone. Auch nach dem Sport fördert der Verzehr von Lebensmitteln mit einem hohen glykämischen Index die Speicherung von Kohlenhydraten in Form von Glykogen und damit die Regeneration der Glykogenspeicher.

Verdauungsprobleme beim Sport können verschiedene Ursachen haben. Neben ungünstigen Ernährungsgewohnheiten scheinen auch genetische Faktoren eine Rolle zu spielen.

Der richtige GI zur rechten Zeit

Eine Ernährungsweise, die insgesamt eine geringe Blutzuckerwirksamkeit beinhaltet, kann viele Vorteile mit sich bringen. Hervorzuheben sind diesbezüglich die Schonung der insulinproduzierenden Zellen der Bauchspeicheldrüse, die positive Auswirkung auf die geistige und körperliche Leistungsfähigkeit und das Sättigungsgefühl. Sich dabei ausschließlich am glykämischen Index eines Lebensmittels zu orientieren, macht aus praktischer Sicht für die Basisernährung wenig Sinn. Es gibt eine Vielzahl von Einflussfaktoren, die die blutzuckerwirksamen Eigenschaften eines Lebensmittels verändern können. Zudem essen wir eine Kombination von Lebensmitteln und nicht nur einzelne. Die Werte verändern sich, wenn verschiedene Lebensmittel im Sinne einer Mahlzeit verzehrt werden. Werden zum Beispiel Kartoffeln (mit einem hohen glykämischen Index) zusammen mit Gemüse und Salat verzehrt, beeinflusst das die Blutzuckerwirksamkeit der schnell verfügbaren Kohlenhydrate aus der Kartoffel. Die Blutzuckerantwort wird verlangsamt und weniger Insulin benötigt, da die im Gemüse und Salat enthaltenen Ballaststoffe eine Art Bremswirkung ausüben. Für den Sportler sind einzelne Lebensmittel mit einem hohen glykämischen Index sowohl während als auch unmittelbar nach der Belastung durchaus vorteilhaft. Sie sind verträglich, stellen effizient Energie bereit, mindern immunschwächende Einflüsse und beschleunigen die Regeneration.

Probleme bei der Verdauung

Probleme bei der Aufnahme oder Verdauung von Kohlenhydraten können in einer verminderten Aktivität oder einem Mangel an spezifischen Enzymen begründet sein. Eine sehr verbreitete Störung ist das Fehlen der Laktase, eines Enzyms, das den Milchzucker (Laktose) spaltet. In diesem Zusammenhang wird von einer Milchzuckerunverträglichkeit oder Laktoseintoleranz gesprochen. Die im Dünndarm nicht gespaltene Laktose geht in den Dickdarm über, wo sie von den Bakterien des Dickdarms zur Nahrung bereitsteht und sehr schnell zu kurzkettigen Fettsäuren abgebaut wird. Dieser Vorgang löst Beschwerden wie Bauchschmer-

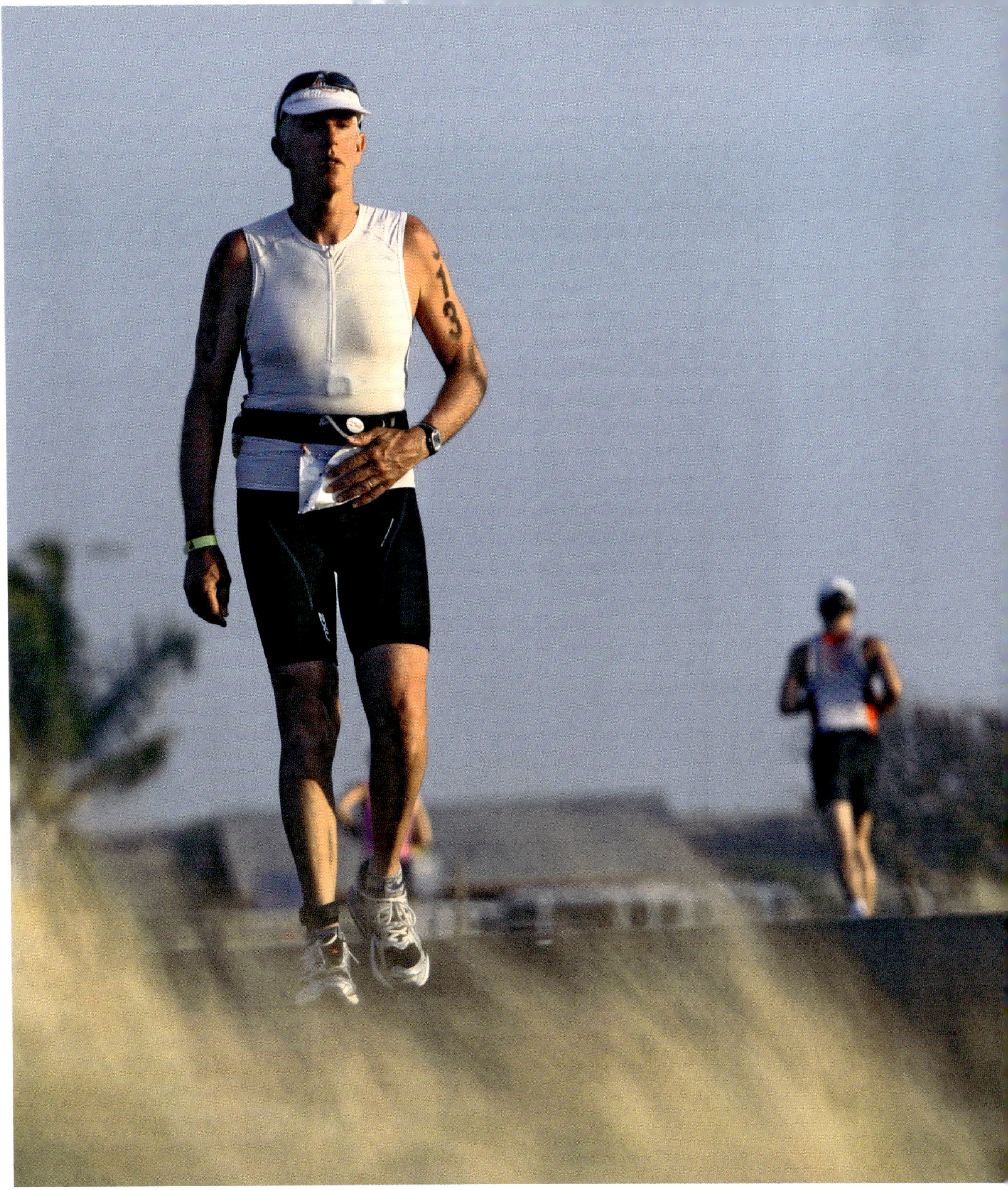

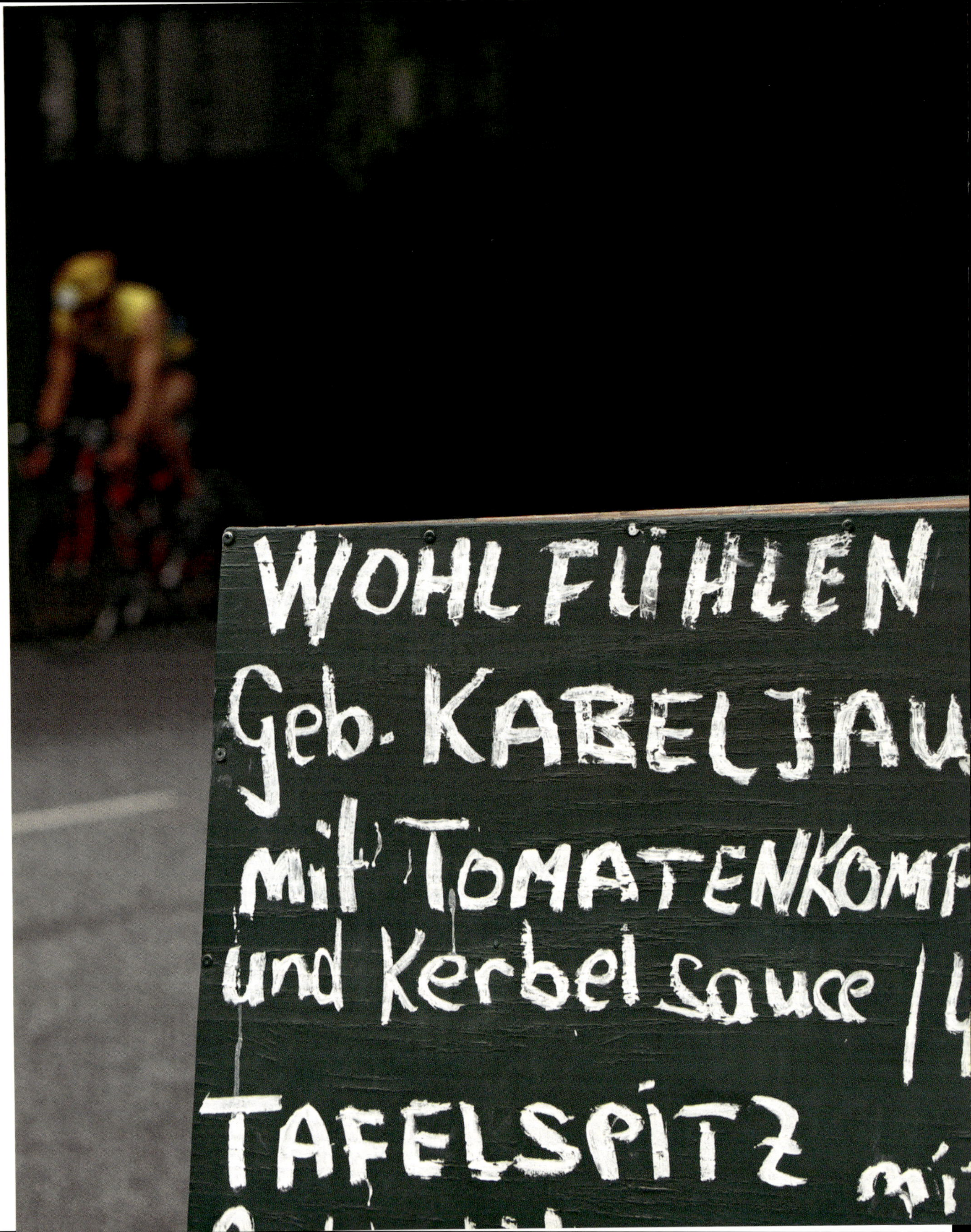
WOHLFÜHLEN
Geb. KABELJAU
mit TOMATENKOMP
und Kerbel sauce

Kapitel 4

Gesundheits-schutzfaktor Fett

Vom Buhmann der Fitness-Fanatiker zum Liebling der Experten: Der Ruf der Fette hat über die Jahre eine wahre Achterbahnfahrt durchmachen müssen. Fett ist nicht gleich Fett – besonders für Triathleten lohnt es sich, einen näheren Blick auf diesen Nährstoff zu werfen.

Fette liefern von allen Nährstoffen mit 9,1 Kilokalorien pro Gramm die meiste Energie. Ist der Energiebedarf aufgrund körperlicher Aktivität hoch, leisten sie neben den Kohlenhydraten einen wichtigen Beitrag zur Energieversorgung. Würden nur kohlenhydratreiche Lebensmittel verzehrt, müssten riesige Mengen von Lebensmitteln verspeist werden.

Fette sind wichtig für

- den Aufbau von Zellmembranen – sie kommen in allen Körperzellen vor
- die Bildung von Gewebshormonen
- den Schutz von Organen wie Gehirn, Nieren und Leber vor mechanischen Einflüssen
- den Schutz vor Wärmeverlusten (gute Isolierschicht)
- die Aufnahme fettlöslicher Substanzen wie beispielsweise der fettlöslichen Vitamine
- das Geschmacksempfinden – Fett ist ein wichtiger Geschmacksträger
- die Speicherung von Fettenergie im Depotfettgewebe; das sichert das Überleben für eine bestimmte Zeit bei Nahrungsentzug, wenn ausreichend Wasser zur Verfügung steht

Der Aufbau der Fette

Fette bestehen aus Glyzerin und Fettsäuren. Ein wichtiges Merkmal von Fetten ist ihre geradzahlige Kettenlänge. Kurzkettige Fettsäuren haben weniger als sechs Kohlenstoffatome (C-Atome), mittelkettige sechs bis zehn und langkettige mehr als zwölf. Je nach dem Vorhandensein von sogenannten chemischen Doppelbindungen zwischen den Kohlenstoffatomen können Fettsäuren sowohl gesättigt (ohne Doppelbindungen), einfach ungesättigt (mit einer Doppelbindung) oder mehrfach ungesättigt (mehrere Doppelbindungen) sein. Das Vorhandensein einer oder mehrerer Doppelbindungen und die Lokalisation der ersten Doppelbindung sind entscheiden für die Qualität und Bedeutung des Fetts.

Aufbau der Fette: Ein Glyzerin-Molekül verbindet drei Fettsäuren

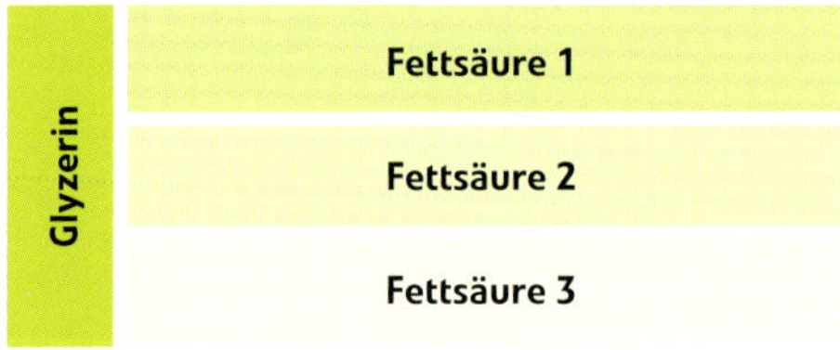

Ein Fettmolekül besteht aus einem Glyzerinbaustein, an dem drei Fettsäuren hängen (Triglyzerid)

Die mehrfach ungesättigten Fettsäuren haben die größte biologische Bedeutung für den Körper und werden in Omega-6- und Omega-3-Fettsäuren unterteilt. Die Bezeichnungen Omega-6 (ω-6) und Omega-3 (ω-3) deuten dabei auf die Stellung der ersten Doppelbindung hin, die sich entweder am sechsten oder dritten Kohlenstoffatom befindet und entscheidend für die Wertigkeit der Fettsäure ist. Grundvoraussetzung für das weite Wirkungsspektrum mehrfach ungesättigter Fettsäuren ist eine gewisse Form der Doppelbindung, die in der Biochemie als cis-Konfiguration bekannt ist.

Der Anteil der jeweiligen Fettsäuren führt zu unterschiedlichen Eigenschaften der Fette. Während Fette mit einem hohen Anteil langkettiger gesättigter Fettsäuren eine feste Konsistenz (Butter, Schmalz) und einen hohen Schmelzpunkt aufweisen, besitzen Fette mit einem hohem Anteil mehrfach ungesättigter Fettsäuren eine weiche bis flüssige Konsistenz (Öl) sowie einen niedrigen Schmelzpunkt. Bei Fettstoffwechselstörungen

Wichtige Fettsäuren im Überblick

Fettsäure	Vorkommen	Bedeutung und Wirkung
gesättigte Fettsäuren		
Laurinsäure (C_{12}:0)	Kokosnuss- und Palmkernfett	Laurin-, Myristin- und Palmitinsäure erhöhen die Cholesterinkonzentration, insbesondere das LDL-Cholestero sowie bei hoher Zufuhr auch die Triglyzeridkonzentration; Myristinsäure ist u.a. wichtig für den Aufbau von Zellmembranen
Myristinsäure (C_{14}:0) **Palmitinsäure (C_{16}:0)**	Milchfett, Kokosnuss- und Palmkernöl, Speck, Vollrahm, Kochmargarine, Butter, Eigelb, Schmalz, Kekse, Chips, Pommes	
Stearinsäure (C_{18}:0)	tierisches Fett, Kakaofett	kein Einfluss auf den Cholesterinspiegel; kann umgewandelt werden in Ölsäure
einfach ungesättigte Fettsäuren		
Ölsäure (C_{18}:1 ω-9)	Oliven-, Rapsöl, Nüsse, in den meisten pflanzlichen und tierischen Lebensmitteln	Ölsäure senkt die LDL-Cholesterinkonzentration und ist wichtig für Fließfähigkeit in den Zellmembranen
mehrfach ungesättigte Fettsäuren		
Omega-6-Fettsäuren		
Linolsäure (C_{18}:2 ω-6)	Samen-, Sonnenblumen-Maiskeim-, Sojabohnen, Erdnussöl; auch in tierischen Produkten	Vorstufe der Arachidonsäure und damit von Gewebshormonen; senkt LDL- und HDL-Cholesterin
Arachidonsäure (C_{20}:4 ω-6)	in tierischen Produkten	wichtiger Bestandteil der Zellmembran und von Gewebshormonen, beeinflusst Gerinnungs-, Entzündungs- und Immunfunktionen
Omega-3-Fettsäuren		
α-Linolensäure (C_{18}:3 ω-3)	Lein-, Walnuss-, Sojaöl, Walnüsse, Avocado	Vorstufe der längerkettigen Omega-3-Fettsäuren und damit von Gewebshormonen (Eicosanoide); alle Omega-3-Fettsäuren schützen vor Dickdarmkrebs und reduzieren LDL-Cholesterin und Triglyzeride im Blut
Eicosapentaensäure (C_{20}:5 ω-3) **Docosahexaensäure (C_{22}:6 ω-3)**	Lachs, Hering, Thunfisch, Aal, Makrele, Lebertran, Wildfleisch, Kaninchen	wichtige Bestandteile der Zellmembranen und als Gewebshormon, beeinflusst Gerinnungs-, Entzündungs- und Immunfunktionen in gegensätzlicher Richtung zu den Gewebshormonen der Omega-6-Fettsäurenreihe. Docosahexaensäure kommt im Nervengewebe und in der Augennetzhaut vor

(Dyslipoproteinämie) kann man sich die positive Wirkung einfach und mehrfach ungesättigter Fettsäuren zunutze machen. Sowohl die im Olivenöl vorkommende Ölsäure als auch Linolsäure (z. B. Maiskeimöl) und die wichtigen Omega-3-Fettsäuren in Lein- und Walnussöl, Lachs, Thunfisch, Hering, Sardinen usw. senken die LDL-Cholesterin- und Triglyzeridkonzentration ab und vermindern damit auch das Risiko für Herz-Kreislauf-Erkrankungen (Herzinfarkt, Schlaganfall, Atherosklerose usw.). Verstärkt wird dieser Effekt, wenn sowohl einfach als auch mehrfach ungesättigte gegen gesättigte Fettsäuren ausgetauscht werden.

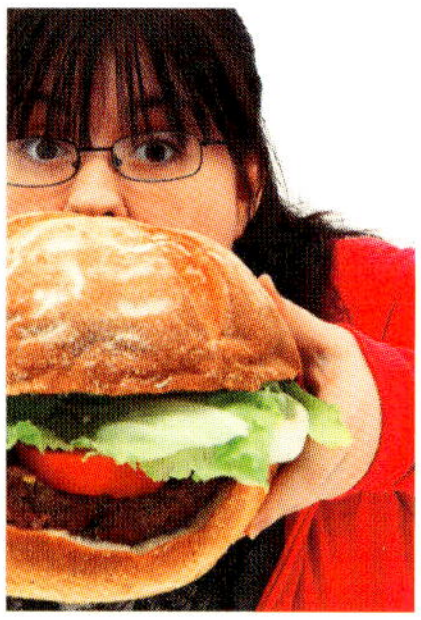

Vom Mund auf die Hüften: Fette können sofort verstoffwechselt oder viele Jahre eingelagert werden

Palmitin- und Myristinsäure haben von allen gesättigten Fettsäuren die größte steigernde Wirkung auf die LDL-Cholesterinkonzentration. Je höher diese ist, umso höher ist auch das Risiko für Herz-Kreislauf-Erkrankungen. Je weniger Energie über gesättigte Fettsäuren (in tierischen Produkten und bestimmten Ölen), insbesondere über Laurin-, Myristin- und Palmitinsäure, aufgenommen wird, umso besser ist die Wirkung der „guten“ Fette auf die Blutfettwerte. Die Laurinsäure dagegen erhöht am stärksten die Gesamtcholesterinkonzentration, allerdings auch durch Erhöhung des „guten“ HDL-Cholesterinwertes. Eine ausreichend hohe HDL-Cholesterinkonzentration schützt dagegen vor Herz-Kreislauf-Erkrankungen. Dennoch sollte sich der Gesamtcholesterinwert im Referenzbereich befinden.

Die Verdauung der Fette

Mit der Nahrung nimmt der Körper Triglyzeride (Glyzerin und drei Fettsäuren), Phospholipide (fettlösliche Substanzen), Cholesterinester und die fettlöslichen Vitamine A, D, E und K auf. Der Abbau der Fette aus der Nahrung findet vorwiegend im Duodenum (Zwölffingerdarm) und Jejunum (Leerdarm) statt. Mithilfe von Gallensalzen und der Darmmotorik werden die Fette in kleine Tröpfchen zerlegt (Emulsion), sodass die Lipase, ein fettspezifisches Verdauungsenzym der Bauchspeicheldrüse, die Triglyzeride besser in freie Fettsäuren und Monoglyzeride spalten kann. Weiteres Abbauprodukt ist Glyzerin.

Damit die fettlöslichen Bestandteile von der Darmschleimhaut aufgenommen werden können, bilden sich aus den Monoglyzeriden und insbesondere den langkettigen Fettsäuren mithilfe der Gallensalze sogenannte Mizellen. Charakteristisch für die Mizellen ist die Anordnung wasserlöslicher Bestandteile nach außen, während die fettlöslichen ins Innere zeigen. Weitere fettlösliche Substanzen wie die Vitamine A, D, E und K oder Cholesterin können eingelagert werden. Für die mittelkettigen Fettsäuren ist dieser Umbau nicht notwendig, sie gelangen direkt in die Blutbahn. Die weniger wasserlöslichen Fettbestandteile dagegen können mithilfe der Mizellenbildung in die Schleimhautzellen aufgenommen werden. In der Schleimhaut erfolgt eine Aufspaltung der Mizelle. Die langkettigen Fettsäuren und Monoglyzeride werden anschließend wieder zu Triglyzeriden zusammengebaut und in sogenannte Chylomikronen eingebaut.

Chylomikronen sind die Transportform von Nahrungsfetten von der Schleimhaut in Lymphe und Blut. Neben Cholesterin und Phosphatiden werden noch andere Substanzen zur Chylomikronenbildung herangezogen. Die Chylomikronen gelangen in den Kreislauf und können sowohl im Muskel- als auch im Fettgewebe abgegeben werden. Unter dem Einfluss von Lipoproteinlipase werden sie wieder zu Fettsäuren abgebaut. Die höchste Fettkonzentration im Plasma findet man zwei bis fünf Stunden nach der Nahrungsaufnahme vor. Ungefähr sechs Stunden später hat sich der Wert wieder normalisiert. Die Fettsäuren können als Triglyzeride sowohl im Fett- als auch als kleine weiße Tröpfchen im Muskelgewebe gespeichert werden. Muskeln können aber auch unmittelbar Energie aus ihnen gewinnen. Dieser Prozess wird als β-Oxidation bezeichnet.

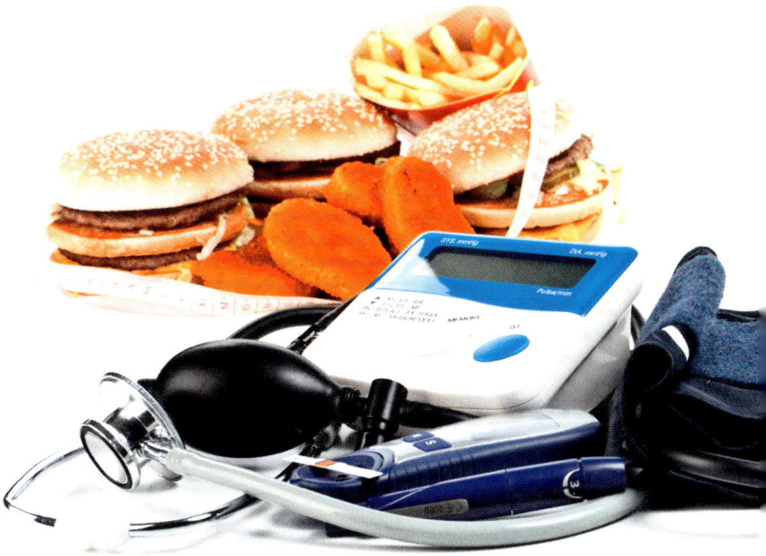

Unsere Versorgung mit Fett

Nach dem Ernährungsbericht der Deutschen Gesellschaft für Ernährung (DGE) nehmen Deutsche, Schweizer und Österreicher zu viel Fett auf. Die empfohlenen 30 Prozent der täglichen Energiezufuhr werden mit über 35 oder sogar 40 Prozent deutlich überschritten. Insbesondere der Anteil gesättigter Fette ist zu hoch. Studien belegen einen eindeutigen Zusammenhang zwischen einer über den Bedarf hinausgehenden Zufuhr gesättigter Fette und Atherosklerose, Fettstoffwechselstörungen, Dickdarmkrebs sowie Übergewicht. Sportler haben je nach Sportart, Trainingsumfang und Belastungsintensität einen Fettbedarf von ungefähr 1,5 Gramm pro Kilogramm Körpergewicht. Ihr Fettbedarf kann durchaus 35 Prozent des Tagesenergiebedarfs ausmachen.

Risikofaktor: Die Deutschen essen zu fettreich

Grundsätzlich empfiehlt die DGE bei einem Fettanteil von 30 Prozent der Tagesenergiezufuhr je ein Drittel der gesamten Fettmenge in Form von gesättigten, einfach ungesättigten und mehrfach ungesättigten Fettsäuren zuzuführen. Daten der Nationalen Verzehrsstudie haben jedoch schon 1989 gezeigt, dass die deutsche Bevölkerung 46 Prozent des zugeführten Fetts als gesättigte Fettsäuren, 38 Prozent als einfach ungesättigte und nur 16 Prozent als mehrfach ungesättigte Fettsäuren zu sich nimmt.

Vorsicht, Mangelerscheinungen!

Für das Erreichen der optimalen Fettanteile der Nahrung ist die Auswahl der richtigen Fettlieferanten von größter Bedeutung – mehr dazu später. Im Vergleich zu den gesättigten Fettsäuren sind einige der mehrfach ungesättigten Fettsäuren essenziell, der Körper ist also auf eine ausreichende Zufuhr über die Nahrung angewiesen. Insbesondere intensiv trainierende Sportler, die sehr auf ihr Körpergewicht achten, nehmen eher zu wenig Fett auf – und das zulasten einer ausreichenden Zufuhr der essenziellen Fettsäuren. Schon bei einer Fettzufuhr von weniger als 25 Prozent der Energie über Fette kann der Bedarf an essenziellen Fettsäuren nicht mehr gedeckt werden. Eine amerikanische Studie konnte einen Zusammenhang zwischen niedrigen Omega-3-Fettsäurekonzentrationen im Blut und vermehrten Verhaltens-, Konzentrations-, Lern- und Schlafproblemen gegenüber der Vergleichsgruppe mit einer höheren Omega-3-Fettsäurekonzentration nachweisen. Aus norwegischen Studien mit Kranken, die über Monate und Jahre künstlich ernährt werden mussten und aus Unwissen über die lebenswichtige Versorgung mit Omega-3-Fettsäuren keine erhielten, kam es zu spezifischen Hautveränderungen, die durch gezielte Gaben von Omega-3-Fettsäuren wieder behoben werden konnten. Auch Sehstörungen, Muskelschwäche, Zittern sowie Störungen der Oberflächen- und Tiefensensibilität wurden beschrieben. Ein Mangel an Omega-6-Fettsäuren kann zu Hautekzemen, einer Fettleber, Anämie (Blutarmut), erhöhter Infektanfälligkeit, Wundheilungsstörungen und Wachstumsverzögerungen führen.

Mangelerscheinung bei falscher Fettversorgung: eine höhere Infektanfälligkeit

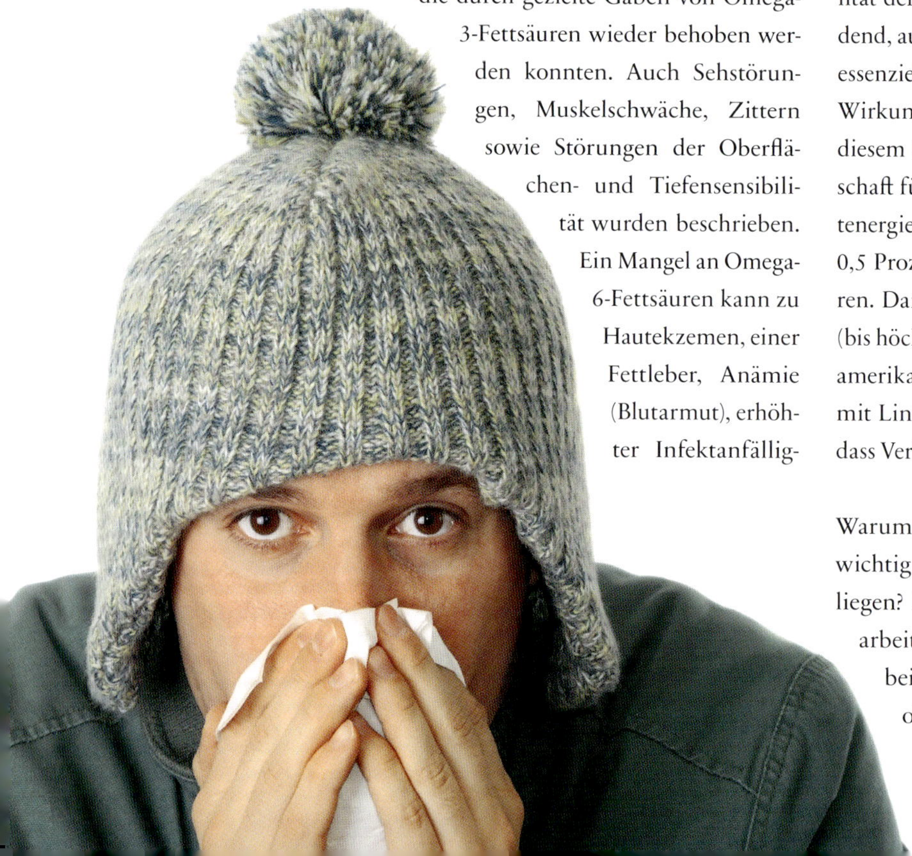

Mit dem Einsetzen der industriellen Nahrungsmittelproduktion hat die Versorgung mit Omega-6-Fettsäuren zu- und die mit Omega-3-Fettsäuren stark abgenommen, sodass unzureichende Versorgungszustände keine Seltenheit sind (MRFIT-Studie). Fleisch- und Milchprodukte haben den Fischverbrauch stark zurückgedrängt und damit auch die Zufuhr von Omega-3-Fettsäuren stark reduziert. Mangelsymptome treten erst nach einer langen Zeit ohne ausreichende Zufuhr von Omega-3-Fettsäuren in der Nahrung auf, können allerdings auch durch eine sehr hohe Zufuhr von Omega-6-Fettsäuren hervorgerufen werden.

Konkurrenzkampf der Fettsäuren

Es ist also nicht nur die Quantität und Qualität der zugeführten Nahrungsfette entscheidend, auch das richtige Verhältnis zugeführter essenzieller Fettsäuren zueinander ist für deren Wirkung in unserem Körper bedeutend. Aus diesem Grund empfiehlt die Deutsche Gesellschaft für Ernährung, 2,5 Prozent der Gesamtenergie in Form von Omega-6-Fettsäuren und 0,5 Prozent als Omega-3-Fettsäuren zuzuführen. Daraus ergibt sich ein Verhältnis von 5:1 (bis höchstens 10:1). In Mitteleuropa und Nordamerika überwiegt allerdings die Versorgung mit Linolsäure, einer Omega-6-Fettsäure, sodass Verhältnisse von 25:1 bis zu 50:1 vorliegen.

Warum aber ist das „richtige" Verhältnis wichtig und sollte lieber geringer als höher liegen? Die Antwort liegt in der Weiterverarbeitung der Fette im Körper: Vorstufen beider Omega-Fettsäurereihen, die Linolsäure als Omega-6-Fettsäure und die α-Linolensäure als Omega-3-Fettsäure, konkurrieren bezüglich ihrer Verlängerung zu den Eicosanoiden (Gewebshormonen) Arachidonsäure und Eicosapentaensäure um das gleiche Enzymsystem. Der Begriff Eicosanoide leitet sich vom griechischen „eicosa", der Zahl „20", ab und weist auf die Anzahl der Kohlenstoffatome hin. Im Mittelpunkt stehen dabei die Arachidonsäure (C_{20}:4 ω-6) und die Eicosapentaensäure (C_{20}:5 ω-3), die in ein komplexes Hormonsystem eingebunden sind, das sehr stark durch die Zufuhr beider Fettsäuren und deren Verhältnis zueinander beeinflusst wird.

Wichtige Eicosanoide und deren Wirkung im Körper

Fettsäuren	Eicosanoide	Wirkung
Eicosapentaensäure (C_{20}:5 ω-3)	Prostaglandin I3 (der 3er-Reihe)	gefäßerweiternd und gerinnungshemmend
	Thromboxan A3	fast inaktiv
	Leukotrien B5	schwach entzündungsfördernd
Arachidonsäure (C_{20}:4 ω-6)	Prostaglandin I2 (der 2er-Reihe)	gefäßerweiternd und gerinnungshemmend
	Thromboxan A2	gefäßverengend, gerinnungsfördernd
	Leukotrien B4	stark entzündungsfördernd

Aus der Arachidonsäure, die überwiegend in tierischen Produkten vorkommt, werden das Thromboxan A2 sowie verschiedene Prostaglandine der 2er-Reihe mit I2 als wichtigsten Vertreter gebildet. Prostaglandin I2 wirkt gefäßerweiternd und zugleich gerinnungshemmend, was bedeutet, dass es eine durchblutungsverbessernde Wirkung hat. Der Gegenspieler von Prostaglandin I2 ist Thromboxan A2, da es gefäßverengend und gerinnungsfördernd wirkt. Aus der Eicosapentaensäure entstehen Thromboxan A3 und Prostaglandine der 3er-Reihe, von denen Prostaglandin I3 die größte Bedeutung hat. Es hat ebenfalls, wie Thromboxan A2, eine gefäßerweiternde und gerinnungshemmende Funktion. Der eigentliche Unterschied liegt bei Thromboxan A3, das im Vergleich zu Thromboxan A2 nur eine sehr geringe gefäßverengende und gerinnungsfördernde Wirkung aufweist. Welche Vorteile lassen sich nun durch eine fettoptimierte Ernährung für die Gesundheit schaffen? Ist die Ernährung reich an Eicosapentaensäure, werden bevorzugt Thromboxan A3 und Prostaglandin I3 gebildet. Folglich überwiegt der gefäßerweiternde und gerinnungshemmende Effekt dieser Eicosanoide mit dem gesundheitlichen Vorteil der verbesserten Durchblutung von Organen und Gewebe. Zudem wird Leukotrien B5 gebildet, das im Vergleich zu Leukotrien B4 nur eine sehr schwache entzündungsfördernde Wirkung besitzt. Diese positiven Effekte und die gleichzeitige Unterdrückung der gefäßverengenden und gerinnungsfördernden Wirkung von Thromboxan A2 sind im Sinne einer Prävention von Herz-Kreislauf-Erkrankungen wünschenswert. Die Entdecker dieser Zusammenhänge, Professor Vane aus England und die beiden schwedischen Professoren Bergström und Samuelsson, erhielten für diese Forschungsarbeit 1982 den Nobelpreis für Medizin.

Einmal aufgenommen, treten die Fettsäuren im Körper einen Konkurrenzkampf um die weiterverarbeitenden Systeme an

Um die genannten Vorteile nutzen zu können, ist ein Verhältnis für die Zufuhr von Linolsäure (C_{18}:2 ω-6) und α-Linolensäure (C_{18}:3 ω-3) im Verhältnis von 5:1 aus ernährungsphysiologischer Sicht erstrebenswert. Allerdings haben Linolsäure und α-Linolensäure bezüglich der Eicosanoidsynthese eine geringere biologische

Wirksamkeit als Arachidonsäure und Eicosapentaensäure. Studien belegen eine zwei- bis über zehnmal höhere Wirksamkeit von Eicosapentaensäure zur Bildung von Eicosanoiden als ihre Vorstufe α-Linolensäure.

Die Wirkungen von Omega-3-Fettsäuren

- Verbesserung der Durchblutung und Sauerstoffabgabe
- Verringerung des Risikos für Herz-Kreislauf-Erkrankungen
- positive Beeinflussung vieler chronischer Erkrankungen
- entzündungshemmende Wirkung (sinnvoll bei Rheuma, Arthritis, Schuppenflechte)
- blutdrucksenkende Wirkung bei erhöhten Werten
- Verringerung von Herzrhythmusstörungen
- hemmende Wirkung auf Tumorwachstum bei Dickdarm- und Bauchspeicheldrüsenkrebs
- vorteilhafte Wirkungen bei Colitis ulcerose (Darmerkrankung)
- Erfolge bei der Behandlung von Depressionen, Schizophrenie, Alzheimer-Krankheit, multipler Sklerose, Osteoporose, Leberverfettung, Schwangerschaftskomplikationen, ADHS-Syndrom bei Kindern, chronischer Bronchitis, Schuppenflechte und Herz-Kreislauf-Erkrankungen
- Grundsätzlich ist nach Angaben von Singer (2000) von einer Normalisierung bzw. Verbesserung gestörter Funktionen auszugehen. Man kann Omega-3-Fettsäuren als reine Naturmedizin betrachten. Nachteilige Wirkungen von Omega-3-Fettsäuren sind bei einer Zufuhr über die Lebensmittel nicht zu erwarten.

Omega-3-Fettsäuren im Sport

Omega-3-Fettsäuren senken die Triglyzeridkonzentration im Blut und normalisieren die Funktion von Blutplättchen sowie einzelner Gerinnungsfaktoren, außerdem machen sie die roten Blutkörperchen (Erythrozyten) flexibler. All das führt zu verbesserten Fließeigenschaften des Bluts. Eine Anlagerung von Blutgerinnseln an Gefäßwänden wird verhindert und dadurch die Gefahr von Gefäßverschlüssen gesenkt. Auch durch die kleinsten Blutgefäße kann das Blut besser fließen. Das wiederum verbessert die Sauerstoff- und Nährstoffversorgung der Muskulatur, was für sportlich aktive Personen von großem Interesse ist.

Durch die Einlagerung von Omega-3-Fettsäuren in die Zellmembranen der Erythrozyten werden diese elastischer und können leichter durch die kleinsten Kapillaren durchströmen. Je verformbarer die Erythrozyten sind, desto besser können sie auch das Gewebe mit Sauerstoff versorgen. Ein weiterer Vorteil ist, dass die Zähflüssigkeit des Bluts (Viskosität) abnimmt, sodass das Blut ebenfalls leichter durch das Kapillarsystem fließen kann. Die gefäßerweiternde Wirkung der Omega-3-Fettsäuren trägt ebenfalls positiv dazu bei. Insbesondere Eicosapentaen- und Docosahexaensäure haben eine große Bedeutung für die Gesundheit und sollten täglich in einer Dosis von ein bis zwei Gramm im Verhältnis von 2:1 zugeführt werden.

Um ausreichend essenzielle Fettsäuren aufzunehmen, müssen in der Praxis keine Berechnungen durchgeführt werden. Entscheidend sind die richtige Auswahl und der bewusste Einsatz der wertvollen Fettlieferanten.

Zeit für einen Ölwechsel!

Nicht jedes Pflanzenöl bringt dem Körper gleich viele gesundheitliche Vorteile. Ein Blick auf die Zusammensetzung der Öle lohnt sich daher sehr. Oliven-, Raps- und Erdnussöl enthalten mengenmäßig die größten Anteile der einfach ungesättigten Ölsäure. Der Gehalt an α-Linolensäure ist beim Rapsöl mit 8,6 Prozent pro 100 Gramm Öl am höchsten und das Verhältnis von Linol- zur α-Linolensäure mit 2:1 sehr günstig. Sonnenblumen-, Kürbiskern-, Maiskeim-, Soja-, Walnuss- und auch Weizenkeimöl fallen zunächst durch einen hohen Anteil an Linolsäure auf. Allerdings können das Lein- und Walnussöl noch durch einen entsprechenden Anteil der α-Linolensäure überzeugen, während das Weizenkeimöl durch einen außerordentlich hohen Vitamin-E-Gehalt glänzt.

Eine Bewertung nach dem Verhältnis der Linol- zur α-Linolensäure ergibt eine klare ernährungsphysiologische Aussage. Leinöl ist das Pflanzenöl mit dem höchsten Anteil der wichtigen Omega-3-Fettsäure α-Linolensäure. Außerdem ist Leinöl das einzige Öl, bei dem der Anteil an α-Linolensäure im Vergleich zu Linolsäure überwiegt. Günstige Quotienten von 5:1 bieten auch Walnuss-, Weizenkeim- und Sojaöl, die von Sonnenblumen-, Kürbis- und Maiskeimöl nicht erreicht werden. Zur Verbesserung der Versorgung mit lebensnotwendigen Omega-3-Fettsäuren empfehlen Fachgesellschaften einen Quotienten von 5:1 bis 10:1. Das erklärt die elitäre Stellung der Pflanzenöle Lein-, Walnuss-, Weizenkeim-, Raps- und Olivenöl in der Küche. Allerdings muss erwähnt werden, dass maximal zehn Prozent der zugeführten Linol- und α-Linolensäure in die

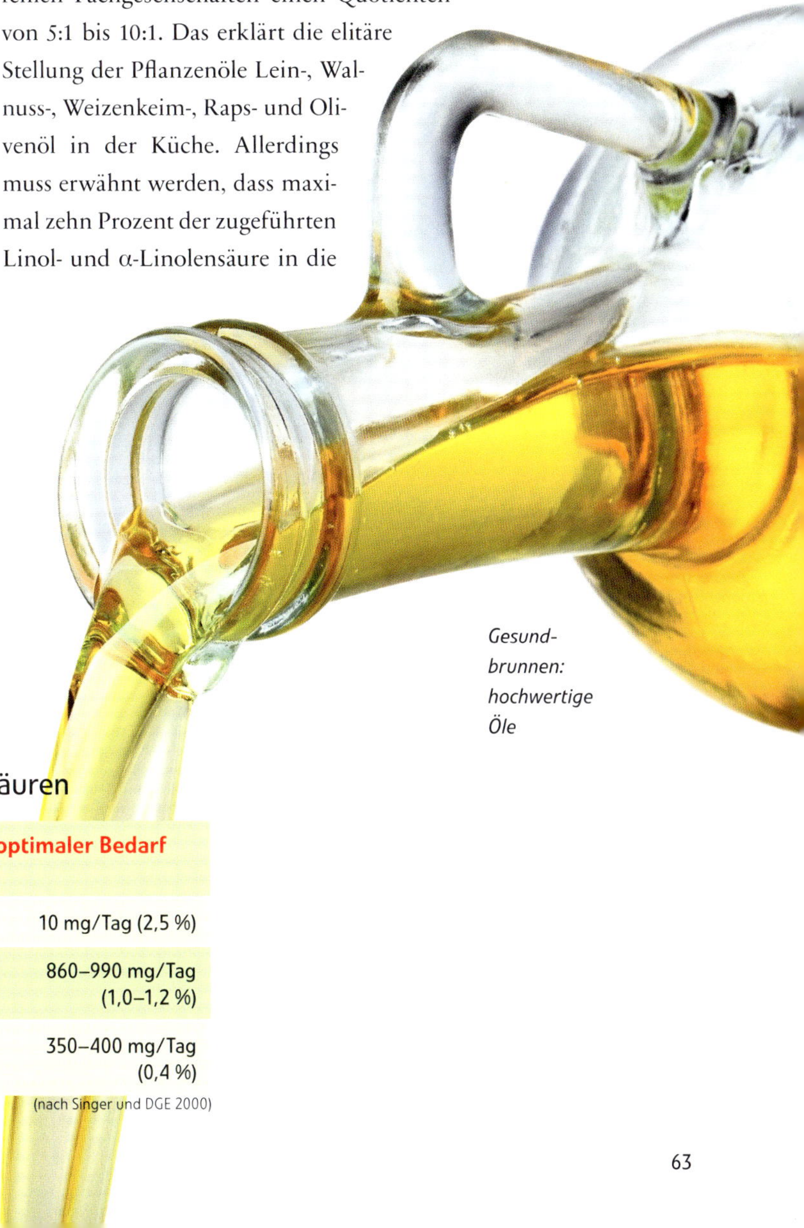

Gesundbrunnen: hochwertige Öle

Bedarf an einzelnen essenziellen Fettsäuren

Fettsäuren	minimaler/ mittlerer Bedarf	optimaler Bedarf
Linolsäure	6,5 mg/Tag (1,6 %)	10 mg/Tag (2,5 %)
α-Linolensäure	290–390 mg/Tag (0,2–0,3 %)	860–990 mg/Tag (1,0–1,2 %)
Eicosapentaen- und Docosahexaensäure	100–200 mg/Tag (0,1–0,2 %)	350–400 mg/Tag (0,4 %)

(nach Singer und DGE 2000)

Fett- und Vitamin-E-Gehalt ausgewählter Pflanzenöle

Pflanzenöle und Anteile bestimmter Fettsäuren [%]	Ölsäure C_{18}:1 ω-9	Linolsäure C_{18}:2 ω-6	α-Linolen-säure C_{18}:3 ω-3	Verhältnis ω-6/ω-3	Vitamin-E-Gehalt [mg/100 g]
Olivenöl	71,7	8	0,95	8:1	12
Rapsöl	60,1	19,1	8,6	2:1	15
Erdnussöl	52,5	23,9	0–1,3	≤ 18:1	17
Sonnenblumenöl	21,9	60,2	0,5	120:1	55
Kürbiskernöl	23,0	51,0	0,48	106:1	0
Maiskeimöl	31,1	50,0	0,9	56:1	30
Sojaöl	20,1	53,4	7,6	7:1	15
Walnussöl	15,7	57,5	13,4	4:1	3
Leinöl	17,2	13,4	55,3	1:4	2
Weizenkeimöl	14,7	55,8	8,9	6:1	215

(nach Souci-Fachmann-Kraut 1991)

Hinweis: Die Summe der Prozente ergibt nicht 100, da nicht alle enthaltenen Fettsäuren berücksichtigt werden. Der Vitamin-E-Gehalt in Milligramm pro 100 Gramm Öl wird aufgeführt, da dieses Vitamin eine wichtige Schutzfunktion für die sehr licht- und sauerstoffempfindlichen Doppelbindungen der ungesättigten Fettsäuren erfüllt.

Fettgehalt einzelner Fischsorten

Fisch und Anteile bestimmter Fettsäuren in [mg/100 g]	Ölsäure C_{18}:1 ω-9	Linolsäure C_{18}:2 ω-6	α-Linolensäure C_{18}:3 ω-3	Eicosapentaensäure C_{20}:5 ω-3	Docosahexaensäure C_{22}:6 ω-3
Lachs	2.960	440	550	700	2.140
Thunfisch	2.650	260	270	1.070	2.280
Makrele	1.500	200	215	690	1.300
Hering	1.700	150	60	2.700	450
Salzhering	1.965	355	270	855	1.355
Sardinen	640	100	50	660	930
Bückling	1.480	1.480	240	1.120	490
Aal	8.140	480	200	1.015	1.450

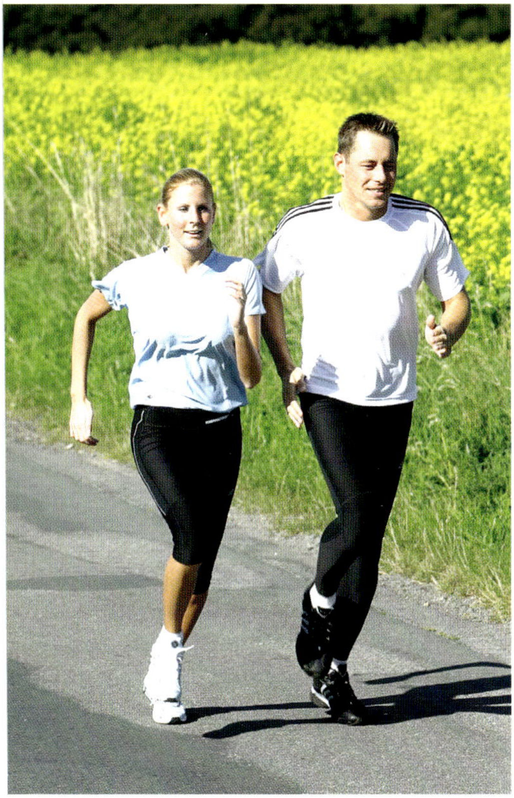

entsprechenden langkettigen Fettsäurenderivate (Eicosanoide) umgesetzt werden. Deshalb ist für eine ausreichende Versorgung, insbesondere mit Eicosapentaensäure und Docosahexaensäure, der Verzehr bestimmter Fischsorten von großer, gesundheitlicher Bedeutung.

Sehr viel Eicosapentaensäure ist im Hering, Bückling, Thunfisch und Aal enthalten, während die Docosahexaensäure besonders in Thunfisch, Lachs, Aal, Salzhering und Makrele vorkommt. Im Prinzip sind alle aufgeführten Fischsorten wichtige Lieferanten der wertvollen langkettigen Omega-3-Fettsäuren. Sie enthalten bereits die fertigen Eicosanoide, die der Körper direkt nutzen kann.

So bekommen Sie Ihr richtiges Fett ab

- Bevorzugen Sie Omega-3-reiche Pflanzenöle und verwenden Sie diese täglich für die kalte Speisenzubereitung. Dazu gehören Lein-, Walnuss- und Sojaöl.
- Durch die Zugabe von etwas Weizenkeimöl schützen Sie die sehr empfindlichen ungesättigten Fettsäuren durch Vitamin E und erhalten ihre Wirkung.
- Rapsöl liefert einfach ungesättigte Fettsäuren und ist zum Erhitzen, Backen und Braten geeignet.
- Olivenöl ist ebenfalls ein wichtiges Pflanzenöl, da es viele einfach ungesättigte Fettsäuren enthält.
- Ein- bis zweimal pro Woche sollten Sie eine Portion von mindestens 150 Gramm Fisch wie Lachs, Thunfisch, Hering, Makrele, Aal oder Sardinen essen.
- Walnüsse und Avocados sind ebenfalls wertvolle Omega-3-Lieferanten.
- Geben Sie fettarmer Milch und Milchprodukten (Joghurt, Quark, Frischkäse, Käse usw.) den Vorzug. Das reduziert die Aufnahme gesättigter Fettsäuren.
- Beschränken Sie den Verzehr von Fleisch und Wurst auf zwei bis drei Portionen pro Woche. Grundsätzlich sollten Sie auch hier die mageren Sorten bevorzugen.
- Schränken Sie den Verzehr sehr fetthaltiger Lebensmittel wie Kartoffelchips, Pommes frites, Sahnetorten usw. stark ein.

Das aus Raps gewonnene Öl ist sehr hochwertig

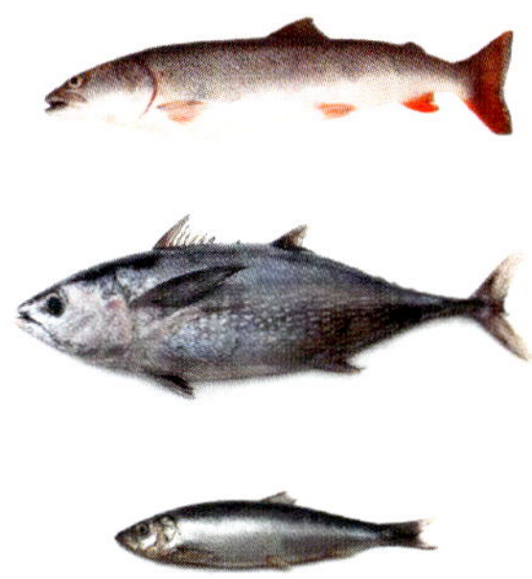

Bestimmte Fischsorten sind die besten Omega-3-Lieferanten!

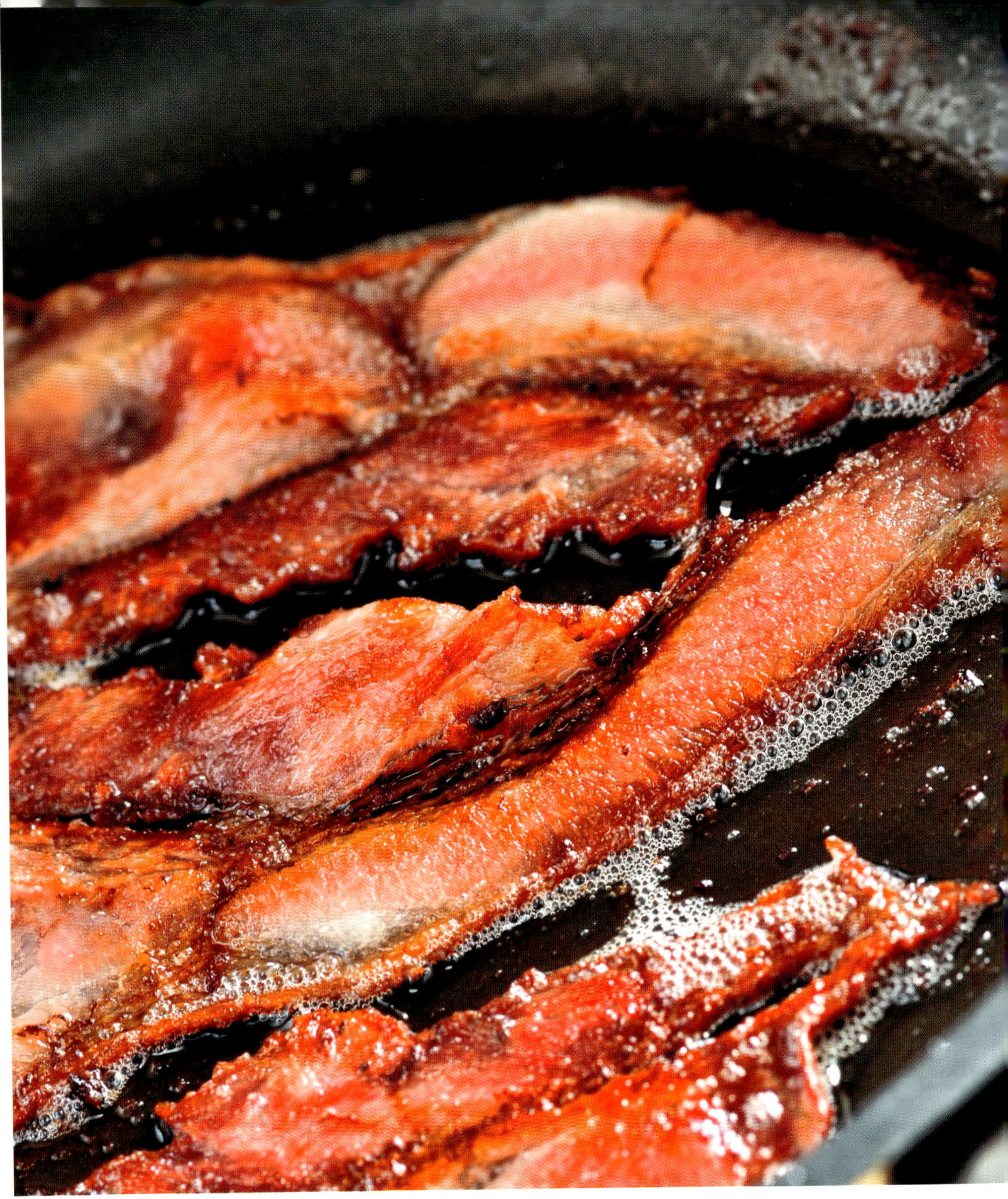

Die Werte können für unterschiedliche Produkte sehr stark schwanken. Nach Angaben der DGE haben insbesondere Backwaren, Frühstücksflocken mit Fettzusatz, Pommes frites, Trockensuppen, Fertiggerichte, Kartoffelchips, Kekse und Blätterteiggebäck einen hohen Anteil an Transfettsäuren. Wissenschaftliche Studien belegen einen Zusammenhang zwischen einer erhöhten Aufnahme von Transfettsäuren und dem Auftreten von Dyslipoproteinämien. Insbesondere die Kombination erhöhter Aufnahmen von gesättigten Fettsäuren und Transfettsäuren lässt das Risiko für Herz-Kreislauf-Erkrankungen ansteigen.

So reduzieren Sie die Transfettsäuren

- Reduzieren Sie frittierte Produkte wie Pommes frites oder Kartoffelchips.
- Verzehren Sie so wenig Gebäck aus Blätterteig wie möglich.
- Halten Sie sich bei Keksen und fetthaltigen Süßwaren zurück.
- Verwenden Sie keine Fertigprodukte wie Fertigsuppen usw.
- Bevorzugen Sie Diätmargarine.
- Ein Blick auf die Zutatenliste lohnt sich: Bemerkungen wie „enthält gehärtete Fette" oder „pflanzliches Fett z. T. gehärtet" weisen auf einen hohen Gehalt von Transfettsäuren hin.

Zusammenfassung

Die richtige Fettauswahl verschafft eine Vielzahl gesundheitlicher Vorteile, welche atherogene Risikofaktoren wie beispielsweise erhöhte Cholesterolwerte reduzieren können. Auch Sportler sollten das Beste sowohl kurz- als auch langfristig in ihre Gesundheit investieren, dazu gehören unter anderem die wertvollsten Pflanzenöle wie zum Beispiel Leinöl für die kalte und Rapsöl für die warme Speisenzubereitung. Wer zudem zwei- bis dreimal pro Woche Lachs und/oder Thunfisch verzehrt, kann von einer hervorragenden Omega-3-Schutzwirkung ausgehen, die neben entzündungseindämmenden Wirkungen zur Normalisierung von Bluthochdruck, Herzrhythmusstörungen, Blutfließeigenschaften und vielem mehr positiv beiträgt.

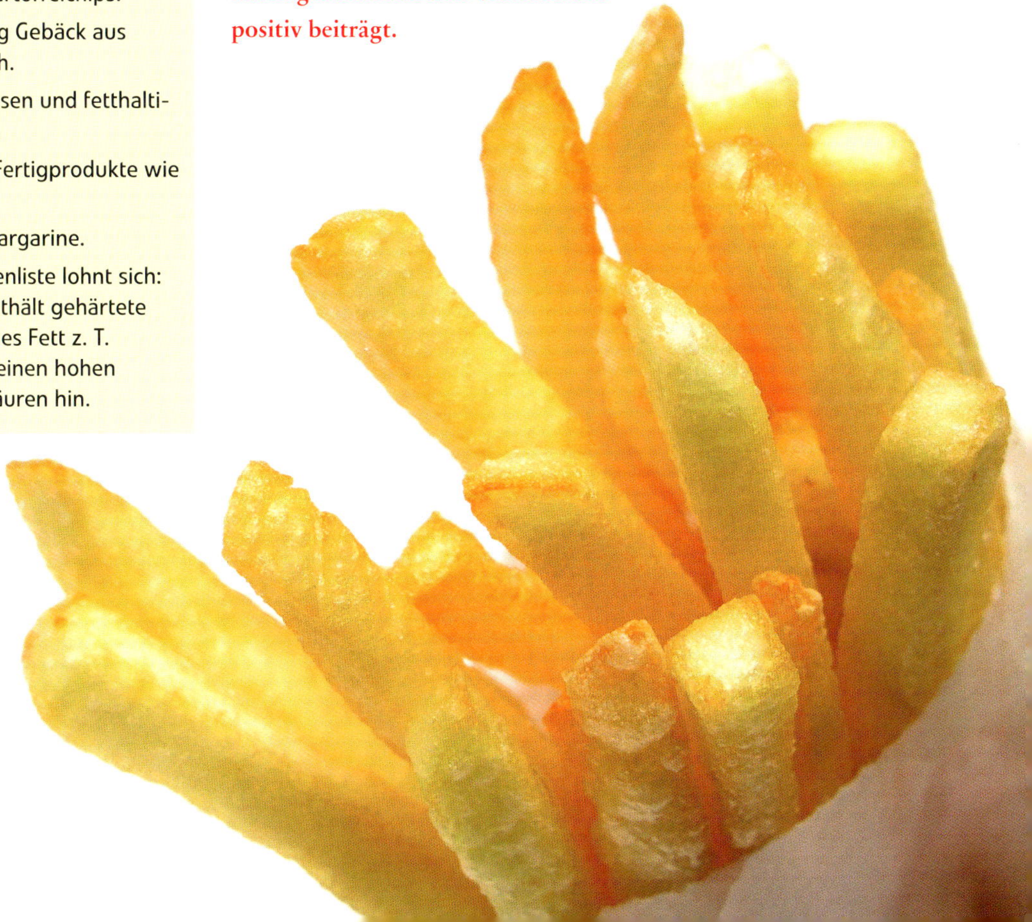

Ein hoher Verzehr von Transfettsäuren lässt das Risiko für Herz-Kreislauf-Erkrankungen enorm ansteigen!

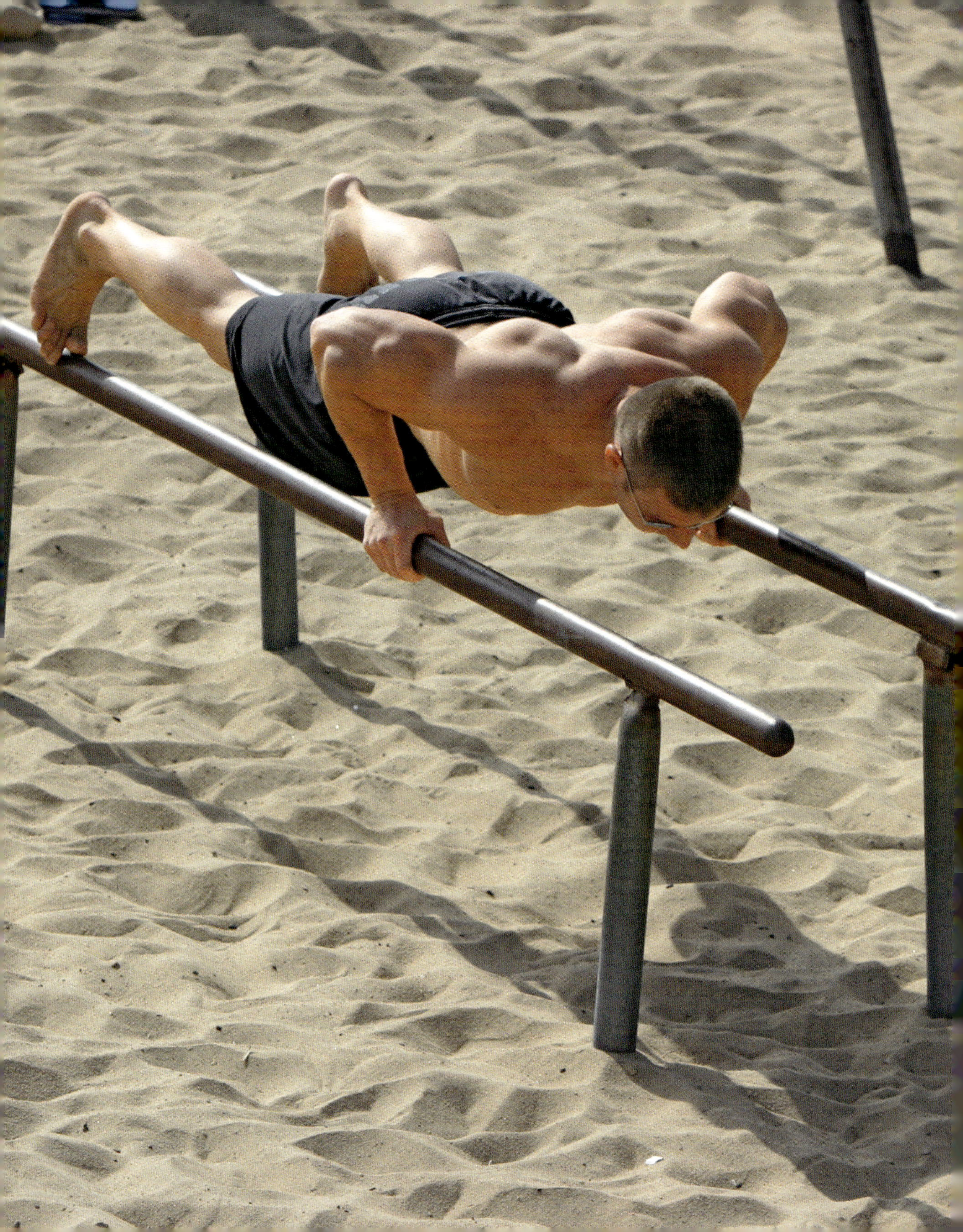

Kapitel 5

Eiweiß

Mehr als nur das Weiße vom Ei

Eiweiße, auch Proteine genannt, nehmen eine besondere Stellung in der Ernährung ein. Darauf deutet auch schon der Name Protein hin, der vom griechischen „Proteno" abgeleitet ist. Es bedeutet so viel wie: Ich bin an erster Stelle!

Aufgaben und Quellen von Aminosäuren

Aminosäure	Produkte und Funktion	Lebensmittelquellen (u. a.)
Isoleucin	Muskelaufbau und Immunabwehr	Eier, Milch, Fleisch, Getreide, Oliven, Avocados, Walnüsse
Leucin	Muskelaufbau, Immunabwehr und Bindegewebe	Mais, Weizen; eigentlich in allen Proteinen enthalten
Lysin	Fettsäuretransport (Carnitin)	Krebs, Fisch, Fleisch, Eier, Milch, Sojasprossen, Sellerie
Methionin	liefert aktive Gruppen für Kreatin, Carnitin, Adrenalin, Taurin, Histidin usw.	Lachs, Garnelen, Fleisch, grünes Gemüse, Vollkornbrot, Reis, Kohlarten, Knoblauch
Phenylalanin	Produktion von Hormonen und Botenstoffen; stimmungsaufhellend	Karotten, Rote Bete, Tomaten, Spinat, Äpfel, Ananas
Threonin	Knochenwachstum, Bestandteil des Bindegewebes	Fleisch, Milch, Eier, Cerealien, grünes Blattgemüse, Papayas, Karotten
Thryptophan	Hormon und Botenstoff (Serotonin)	Milch, Käse, Geflügel, Rind, Eier, Erbsen, Nüsse, Rettich, Fenchel
Valin	Muskelaufbau und Nervenfunktion, Leber	grüne Blattsalate, Zucchini, Tomaten, Rüben, Reis, Pfirsiche, Pistazien
Histidin	Histamin (wird bei allergischen Reaktion gebildet)	Rüben, Rettich, Sellerie, Gurken, grüner Salat, Zwiebel, Knoblauch, Äpfel, Ananas, Papayas
Alanin	Energiequelle	Fleisch, Fisch, Eier, Geflügel
Asparagin	Kontrolle der Nerven- und Gehirnzellfunktionen	Hülsenfrüchte, Spargel
Asparaginsäure	Pyrimidinbasen: Bestandteil von Genen	Maiskörner, Keimlinge
Glutaminsäure	Bestandteil von Muskulatur; Vorstufe von Glutamin	Quark, Getreidekörner, Tomaten, Käse, Sojasoße
Glycin	Bestandteil von Kollagen und Gallensäuren (wichtig für Fettverdauung), Botenstoff für Nervenzellen	Gelatine
Prolin	Bildung von Kollagen	Fleisch, Milch, Eier
Arginin	Kreatin: zur Regeneration von ATP (Energie); gut für die Knochendichte	kommt in fast allen Eiweißen vor, auch in Buchweizen, Kürbis, Rettich, Lauch, Kartoffeln
Cystein	Taurin: Bestandteil von Gallensäuren, welche bei der Aufnahme von fettlöslichen Substanzen helfen	Lachs, Garnelen, Geflügel, Sojabohnen, Rind
Glutamin	fördert Glykogenbildung; Nährstoff für Immunzellen	Quark, Sojabohnen, Weizen
Serin	Acetylcholin: wichtiger Botenstoff; wichtig fürs Immunsystem	Fleisch, Sojabohnen, Erdnüsse, Milch, Weizen
Tyrosin	Adrenalin, Noradrenalin (beides Stresshormone), Melanin: Pigmente von Haut und Haaren	Käse, Milch, in fast allen Eiweißen

(nach Biesalski et al. 1999)

Aminosäuren Arginin, Leucin, Isoleucin und Valin die Insulinsekretion fördern, bewirken Asparagin, Glycin, Serin und Cystein eine Glukagonsekretion. Insulin begünstigt die Aufnahme der Aminosäuren in die Muskulatur und damit den Aufbau von Muskeleiweiß. Glukagon dagegen bewirkt eine Aufnahme der Aminosäuren in die Leber und regt dort über die Bildung bestimmter Enzyme zur Glukoseneubildung (Glukoneogenese) an. Durch dieses hormonelle Zusammenspiel können unnötige Verluste über den Urin verhindert werden. 70 bis 80 Prozent der im Körper vorhandenen Aminosäuren befinden sich in der Skelettmuskulatur.

Geschätzter Bedarf an einzelnen Aminosäuren

Aminosäure	Bedarf Männer [mg/kg KG/Tag]	Bedarf Frauen [mg/kg KG/Tag]
Isoleucin	10–11	10
Leucin	11–14	13
Lysin	9–12	10
Methionin und Cystein	11–14	13
Phenylalanin und Tyrosin	14	13
Threonin	6	7
Tryptophan	3	3
Valin	14	11
Gesamtbedarf	81–87	80

(nach Munro et Crim 1988)

Der tägliche Eiweißbedarf

Der Bedarf an Aminosäuren wird über die Zufuhr von Nahrungseiweiß gedeckt. Die Deutsche Gesellschaft für Ernährung empfiehlt Erwachsenen eine tägliche Eiweißzufuhr von 0,8 Gramm pro Kilogramm Körpergewicht beziehungsweise 10 bis 15 Prozent des täglichen Gesamtenergiebedarfs. Dieser Wert schließt sowohl individuelle Schwankungen als auch eine häufig verminderte Verdaulichkeit des Eiweißes bei Mischkost mit ein.

Für Sportler postulieren Wissenschaftler einen Bedarf von 1,2 bis 1,7 Gramm pro Kilogramm Körpergewicht. Gründe dafür sind, insbesondere im Ausdauersport, eine vermehrte Bildung spezifischer Enzymsysteme in den Mitochondrien, die eine bessere Energiebereitstellung ermöglichen. Eine Eiweißzufuhr von über 2 Gramm pro Kilogramm Körpergewicht und Tag hat keine zusätzlichen Effekte. Der genaue Bedarf einzelner Aminosäuren wird derzeit immer noch erforscht. Es gibt Schätzwerte, die in obiger Tabelle aufgelistet sind.

Der Bedarf an essenziellen Aminosäuren nimmt mit zunehmendem Alter ab. Erwachsene benötigen nur noch ungefähr 19 Prozent essenzielle Aminosäuren am Gesamteiweißbedarf, während es bei Säuglingen 43 Prozent sind.

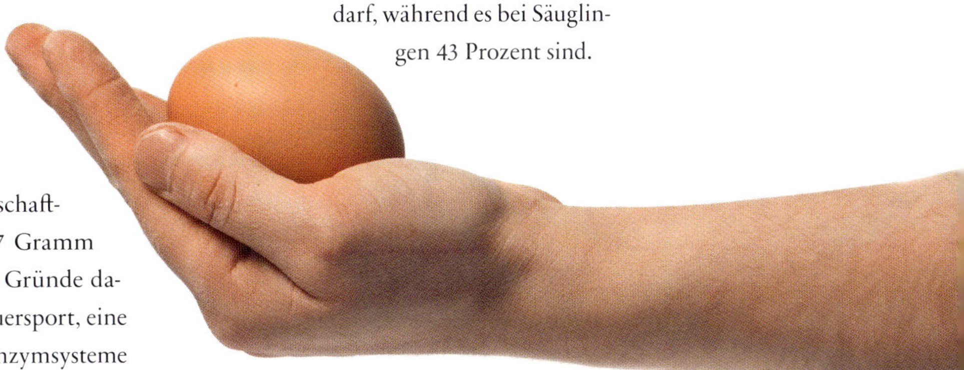

Eiweiß als Baustein der Muskulatur

Neben einer ausreichenden Zufuhr ist die Qualität der Proteine entscheidend für den Aufbau körpereigenen Eiweißes. Dazu muss das zugeführte Nahrungseiweiß vollständig umgesetzt werden, was bestimmte Bedarfsmengen an essenziellen Aminosäuren voraussetzt. Von einem Kilogramm Nahrungseiweiß werden besonders die drei verzweigtkettigen essenziellen Aminosäuren zur Gewebsbildung umgesetzt: Leucin (48 g), Isoleucin (42 g) und Valin (42 g) sowie auch die Aminosäure Lysin (42 g) sind für den Gewebeaufbau wichtig.

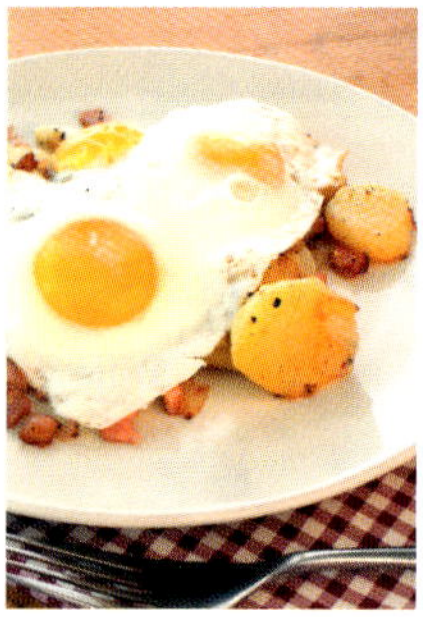

Idealkombination: Die Eiweiße aus Hühnereiern und Kartoffeln ergänzen sich perfekt

Eiweißbausteine, die am Aufbau von 1 kg Gewebe beteiligt sind

Aminosäure	Anteil in Gramm pro Kilogramm Nahrungseiweiß
Leucin	48
Lysin	42
Isoleucin	42
Valin	42
Phenylalanin	28
Tyrosin	28
Threonin	28
Methionin	22
Cystein	22
Tryptophan	14

Die biologische Wertigkeit beschreibt die Qualität eines Eiweißes. Sie gibt an, wie viel von dem zugeführten Nahrungseiweiß für den Aufbau von Gewebe genutzt werden kann. Eine biologische Wertigkeit von 100 sagt demzufolge aus, dass eine 1:1-Übernahme möglich ist. Wenn allerdings nur eine der essenziellen Aminosäuren nicht ausreichend vorhanden ist, ist die biologische Wertigkeit gemindert und der Muskelaufbau wird nach dem „Aufbrauchen" der begrenzt verfügbaren Aminosäuren eingestellt. Sie stellt die limitierende Aminosäure dar.

Biologische Wertigkeit einzelner Eiweißlieferanten

Grundsätzlich hat tierisches Eiweiß eine höhere biologische Wertigkeit als pflanzliches. Aber auch hier gibt es Ausnahmen, zu denen Amaranth (Körnerfrucht der Inkas) zählt. Aus 100 Gramm Eiweiß aus Schweinefleisch können 85 Gramm körpereigenes Eiweiß gebildet werden, während das Eiweiß aus Hühnereiern zu 100 Prozent verwendet werden kann.

Die biologische Wertigkeit verschiedener Eiweißkombinationen

Kann eine biologische Wertigkeit von 100, wie es bei Hühnereiern der Fall ist, noch getoppt werden? Ja, das funktioniert – indem pflanzliche Eiweißlieferanten mit tierischen kombiniert werden. Eiweiße verschiedener Lebensmittel können sich gegenseitig in ihrer Aminosäurenzusammensetzung ergänzen. Das steigert die biologische Wertigkeit, sodass auch Werte größer als 100 erreicht werden können. Man spricht in diesem Zusammenhang auch von der Ergänzungswirkung einzelner Aminosäuren. Komplementäre Eiweißquellen sind zum Beispiel Getreideeiweiß und Hülsenfrüchte. Getreideproteine sind arm an Lysin, Threonin und Tryptophan, enthalten dafür aber Methionin, welches wiederum bei Hülsenfrüchten die limitierende Aminosäure darstellt. Mit steigender Wertigkeit eines Proteins sinkt die Menge, die zur Bedarfsdeckung notwendig ist.

Eiweiße: Das sollten Sie kombinieren!

- Getreide mit Eiern: Pfannkuchen, Eierwaffeln
- Getreide mit Milch oder Milchprodukten: Müsli mit Joghurt oder Milch, Vollkornbackwaren mit Käse oder Quark, Teigwaren mit Käse, Milchreis
- Getreide mit Hülsenfrüchten: Teigwaren, Reis oder Kartoffeln mit Bohnen, Erbsen oder Kichererbsen
- Kartoffeln mit Ei oder Milchprodukten: Pellkartoffeln mit Quark, Spiegelei, Rührei oder Käse

Einflussfaktoren auf die Verfügbarkeit von Aminosäuren in der Nahrung

Sowohl Lagerung als auch Hitzebehandlungen wie beim Kochen, Backen und Braten vermindern die Verfügbarkeit der enthaltenen Aminosäuren. Auch eine sehr hohe Zufuhr einzelner Aminosäuren kann toxische Wirkungen und mindernde Effekte auf das Wachstum haben. Methionin und Tyrosin besitzen die höchste toxische Wirksamkeit von allen Aminosäuren. Gezielte Aminosäurezugaben können einen Wachstumsstillstand, der durch eine überschüssig zugeführte andere Aminosäure ausgelöst wurde, abmildern. Die Zugabe einer limitierenden Aminosäure kann ebenfalls wachstumsfördernde Wirkung zeigen.

Biologische Wertigkeiten einzelner Lebensmittel

Eiweißquelle	biologische Wertigkeit
Hühnerei	100
Fisch	94
Amaranth	92
Schwein	85
Soja	81
Rindfleisch	80
Geflügelfleisch	80
Roggenmehl	78
Kartoffeln	76
Kuhmilch	72
Bohnen	72
Mais	72
Reis	66
Weizenmehl	47

Wie viel Gramm körpereigenes Eiweiß können durch 100 Gramm des jeweiligen Lebensmittels aufgebaut werden?

Ideale Eiweißkombinationen

Kombination	biologische Wertigkeit
36 % Vollei + 64 % Kartoffel	136
75 % Milch + 25 % Weizenmehl	125
60 % Vollei + 40 % Soja	124
68 % Vollei + 32 % Weizen	123
76 % Vollei + 24 % Milch	119
51 % Milch + 49 % Kartoffeln	114
88 % Vollei + 12 % Mais	114
52 % Bohnen + 48 % Mais	99

(nach Elmadfa und Leitzmann 1998)

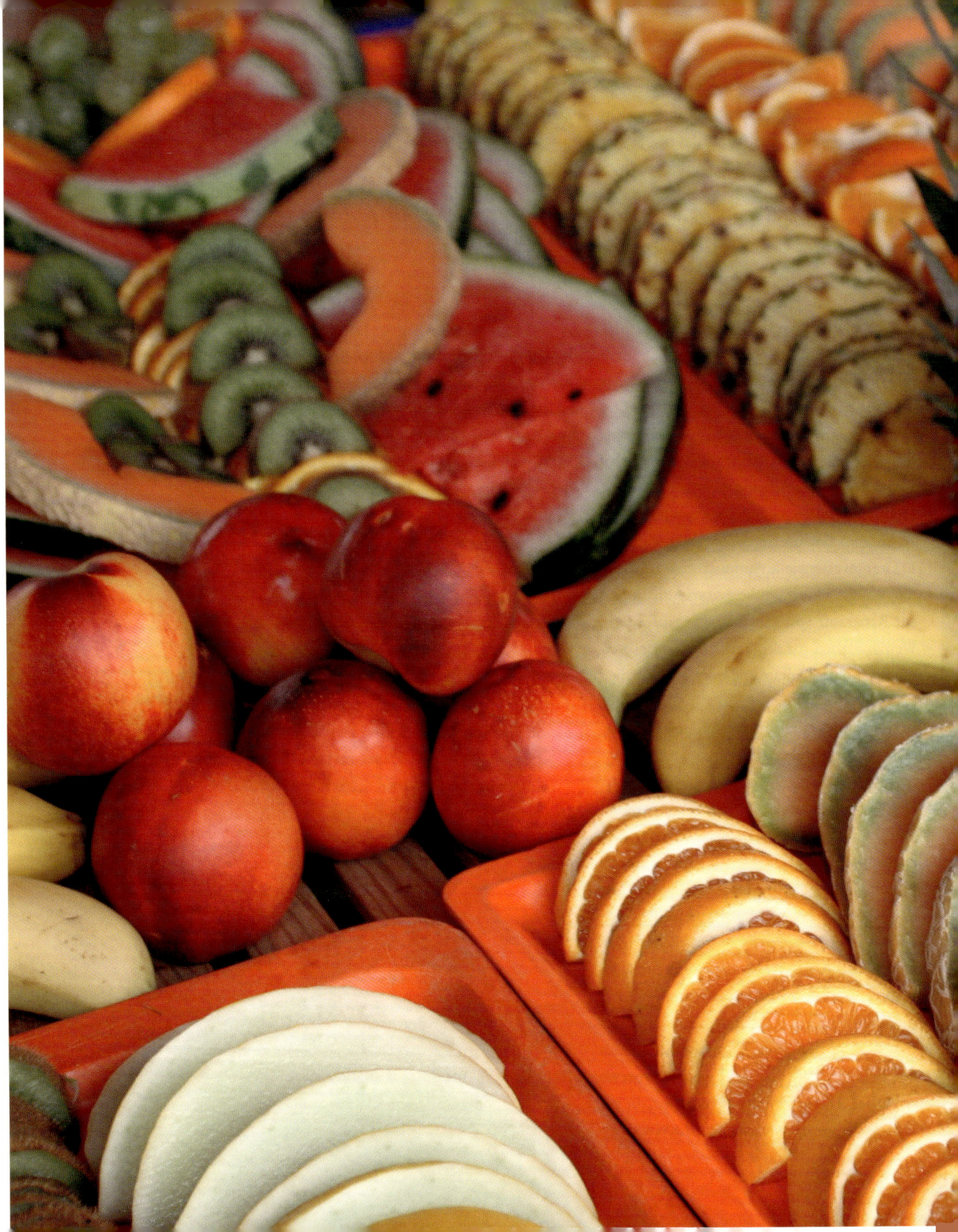

Kapitel 6

Vitamine

Kleine Dosis, große Wirkung

Neben den essenziellen Amino- und Fettsäuren sowie den Mineralstoffen gehören auch die Vitamine zu den lebensnotwendigen Nährstoffen.

1912 hat sich der polnische Biochemiker Casimir Funk intensiv mit einzelnen Wirkstoffen zur Aufklärung neuer Erkrankungen, zum Beispiel von Beri-Beri, beschäftigt. Es gelang ihm, aus Reiskleie einen Vitalstoff (Vitamin B_1 oder Thiamin) zu isolieren, der diese Mangelerkrankung beseitigen konnte. Das Analyseergebnis brachte eine stickstoffhaltige Verbindung hervor, für die er die Bezeichnung Vitamin (aus Vita, das Leben, und Amin als Bezeichnung für eine Stickstoffverbindung) erfand.

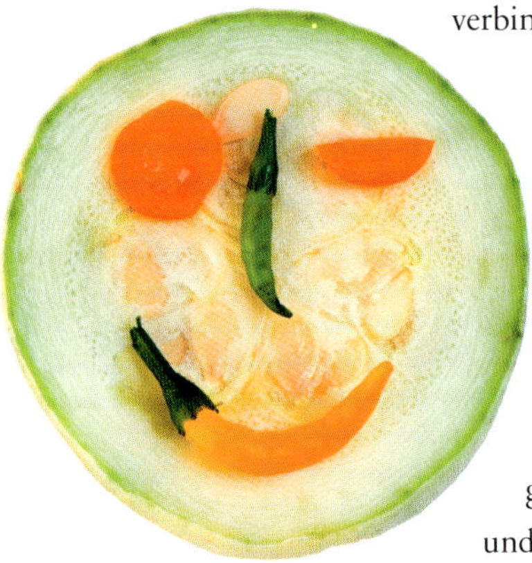

Obst und Gemüse sind eine ergiebige Vitaminquelle

Nach offizieller Definition sind Vitamine organische Verbindungen, die der Körper nicht oder in nur sehr geringen Mengen selbst herstellen kann. Sie sind demnach für den Körper essenziell und müssen ausreichend über die Nahrung zugeführt werden. Die Vitamine D, K und Niacin können als semiessenziell bezeichnet werden, da der Körper sie unter bestimmten Umständen selbst aufbauen kann. Das Vitamin D kann der Körper unter dem Einfluss von UV-Strahlung in der Haut aus einer bestimmten Form des Cholesterins synthetisieren. Damit kann er bis zu 80 Prozent seiner Vitamin-D-Versorgung decken. Die restlichen 20 Prozent stammen aus der Nahrung. Darmbakterien produzieren geringe Mengen Vitamin K und aus dem Abbau der Aminosäure Tryptophan erhält der Körper Niacin.

Die Vitamine im Körper

Für die Ausübung und Aufrechterhaltung physiologischer Funktionen im Körper sind Vitamine von größter Bedeutung. Es wird zwischen vier fettlöslichen und neun wasserlöslichen Vitaminen unterschieden. Während die fettlöslichen Vitamine in fetthaltigen Strukturen (Zellmembranen, Fett speichernde Zellen) vorkommen, befinden sich die wasserlöslichen Vitamine in wässrigen Medien (Zellzwischenräume, Zellflüssigkeit). Grundsätzlich sind die Speicher der fettlöslichen Vitamine größer als die der wasserlöslichen. Aufgrund der geringeren Reserven ist die Gefahr einer unzureichenden Versorgung mit wasserlöslichen Vitaminen damit schneller gegeben als bei fettlöslichen. Die meisten wasserlöslichen Vitamine üben eine Enzymfunktion aus, während aus fettlöslichen Vitaminen zum Beispiel Hormone gebildet werden können. Werden bestimmte Vitamine, egal ob fettlöslich oder wasserlöslich, in zu hohen Dosen zugeführt, können Vergiftungserscheinungen auftreten.

Vitamine sind wichtige Regulatoren des Stoffwechsels. Der Körper braucht sie für die Verwertung und Verwendung von Kohlenhydraten, Eiweißen, Fetten und Mineralstoffen sowie für deren Ab- und Umbauprozesse. Sie liefern selbst zwar keine Energie, sind aber am Prozess der Energiegewinnung indirekt beteiligt. Vitamine sind auch für das Funktionieren des Immunsystems wichtig. Vitamine stellen zwar keine Bausubstanz dar, dennoch sind sie für den Aufbau von Zellen, Knochen, Zähnen und vielem mehr lebensnotwendig. Einige

Die Vitamine und ihre möglichen Wirkformen im Körper und im Handel

Vitamin	mögliche Wirkstoffe	Handelsform
fettlösliche Vitamine		
Vitamin A	Vitamin A (Retinol) Retinal Retinen Vitamin A_2 β-Carotin als Vorstufe von Vitamin A	Vitamin-A-Acetat Vitamin-A-Palmitat Vitamin-A-Propionat
Vitamin D	Vitamin D_2 (Ergocalciferol) Vitamin D_3 (Cholecalciferol)	Vitamin D_2 Vitamin D_3
Vitamin E	α-Tocopherol β-Tocopherol γ-Tocopherol	d-α-Tocopherol dl-α-Tocopherol d-α-Tocopherylacetat dl-α-Tocopherylacetat
Vitamin K	Vitamin K (Phyllochinon, Phytomenadion, Phytonadion) Vitamin K_2 (Menachinon)	Vitamin K_1 Vitamin K_3 (Menadion, Menadion-Natriumbisulfit)
wasserlösliche Vitamine		
Vitamin C	Ascorbinsäure Dehydroascorbinsäure	Ascorbinsäure Natriumascorbat Calciumascorbat
Vitamin B_1	Thiamin	Thiaminhydrochlorid, Thiaminmononitrat Cocarboxylase
Vitamin B_2	Riboflavin	Riboflavin Riboflavin-5'-Phosphat-Natrium
Vitamin B_6	Pyridoxin (Pyridoxol, Adermin) Pyridoxal, Pyridoxamin	Pyriodoxinhydrochlorid
Vitamin B_{12}	Cobalamin	Cyanocobalamin Hydroxycobalamin (Aquocobalamin)
Niacin	Nicotinamid (Niacinamid) Nicotinsäure (Niacin)	Nicotinamid Nicotinsäure
Pantothensäure	Pantothensäure	Calcium-D-Pantothenat Natrium-Pantothenat D-Panthenol
Biotin	d-Biotin	d-Biotin
Folsäure	Folsäure (Pteroylglutaminsäure) Folsäurekonjugate (Pteroylhexaglutaminsäure, Pteroyldiglytaminylglutaminsäure)	Folsäure

(nach IUPAC 1976)

Vitamine und ihre Hauptfunktionen im Körper

Vitamine	Beispiele für deren Funktionen
fettlösliche Vitamine	
Vitamin A (Retinol) Vorstufe: β-Carotin	Sehprozess, Knochen- und Zahnbildung, Immunsystem, antioxidativ wirksam
Vitamin D (Cholecalciferol)	Knochen- und Zahnbildung, als Hormon wichtiger Regulator des Kalziumstoffwechsels
Vitamin E (Tocopherol)	antioxidativ wirksam
Vitamin K (Phyllochinon, Menochinon)	Blutgerinnung und Knochenstoffwechsel
wasserlösliche Vitamine	
Vitamin C (Ascorbinsäure)	antioxidativ wirksam, Kollagenbildung, Eisenresorption und Bildung von Adrenalin
Vitamin B1 (Thiamin)	Kohlenhydratstoffwechsel, Funktion des Zentralnervensystems
Vitamin B2 (Riboflavin)	Kohlenhydrat- und Fettstoffwechsel
Vitamin B6 (Pyridoxin)	Eiweiß- und Kohlenhydratstoffwechsel (Glukoseneubildung); Bildung roter Blutkörperchen und von Hämoglobin
Vitamin B12 (Cobalamine)	Bildung roter Blutkörperchen, Funktion des Nervengewebes; beteiligt an der Bildung von Erbgut (Nukleinsäuren)
Folsäure	als Koenzym am Kohlenhydrat-, Fett- und Eiweißstoffwechsel sowie an der Bildung von Erbgut beteiligt
Biotin	Haare und Haut; beteiligt an Glukoseneubildung, Abbau wichtiger Aminosäuren und Synthese von Fettsäuren
Pantothensäure	Energiestoffwechsel, Bildung von Fettsäuren und Cholesterin; Haarwuchs und Pigmentierung der Haare
Niacin (Nicotinsäureamid, Nicotinsäure)	Auf- und Abbau von Kohlenhydraten, Fettsäuren und Aminosäuren; Kollagen- und Pigmentbildung, Feuchtigkeitshaushalt der Haut

(nach Williams 1997, DGE 2000)

Vitamine sind antioxidativ wirksam und eliminieren Sauerstoffradikale, die in den Zellen unvermeidbar entstehen.

Die Wirkung eines Vitamins kann am besten bei einer Unterversorgung mit diesem festgestellt werden. Über den Bedarf hinaus eingenommene Vitaminmengen haben keine physiologische Wirkung mehr. Ursache dafür ist eine verschlechterte Aufnahme, ein beschleunigter Umsatz, ein beschleunigte Speicherung oder Ausscheidung erhöhter Vitaminmengen. Einige Vitamine können in erhöhten Aufnahmemengen toxische Wirkungen entfalten.

Der tägliche Vitaminbedarf

Die Deutsche Gesellschaft für Ernährung spricht für die fettlöslichen Vitamine A und D sowie für die wasserlöslichen Vitamine B_1, B_2, B_6, B_{12}, Niacin, Folsäure und Vitamin C Zufuhrempfehlungen und für die Vitamine E und K sowie für Pantothensäure und Biotin Schätzwerte für eine angemessene Zufuhr aus. Ursache dafür ist eine unterschiedliche Genauigkeit, die der jeweiligen Bedarfseinschätzung zugrunde liegt. Es bedarf noch weiterer Forschungen, um aus den Schätzwerten Zufuhrempfehlungen werden zu lassen. Die Schätzwerte geben allerdings auch gute Hinweise auf eine gesundheitlich unbedenkliche und ausreichende Zufuhr wieder.

Einflüsse auf den Vitaminbedarf

Es gibt viele Faktoren, die den Vitaminbedarf eines Menschen beeinflussen. So lassen beispielsweise körperliche Aktivität, schwere

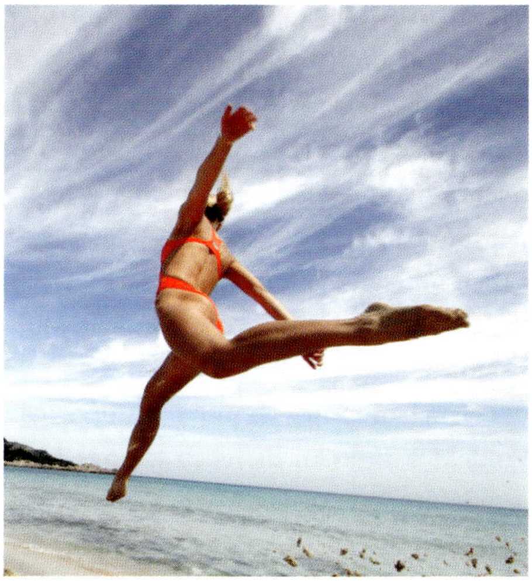

Vitamin D kann der Mensch selbst bilden – wenn er wohldosiert Sonne an seine Haut lässt

Krankheiten, Operationen und Traumen, Absorptionsstörungen, chronischer Alkoholmissbrauch und Wechselwirkungen mit bestimmten Arzneimitteln (zum Beispiel Antidepressiva) den Bedarf an Vitamin B_2 ansteigen. Auch der Konsum von Zigaretten macht eine erhöhte Vitamin-C-Aufnahme von 150 Milligramm erforderlich, da sich zum einen die Aufnahme um zehn Prozent verringert, die tägliche Umsatzrate aber zum anderen um 40 Prozent erhöht. Besondere Umstände wie Schwangerschaft oder Stillzeit erfordern höhere Zufuhren, um der jeweiligen besonderen Stoffwechselsituation gerecht zu werden. Im Alter können sich die Aufnahmeraten bestimmter Vitamine wie zum Beispiel von Vitamin B_{12} verschlechtern, sodass höhere Mengen zur Bedarfsdeckung zugeführt werden müssen. Eine eingeschränkte Mobilität kann für Ältere den Aufenthalt im Freien sehr erschweren, sodass der Körper durch die geringere UV-Einstrahlung weniger Vitamin D bildet. Auch hier muss über eine höhere Zufuhr über die Nahrung die Versorgungslage verbessert werden.

Täglicher Bedarf für fett- und wasserlösliche Vitamine

	15 bis 18 Jahre		19 bis 24 Jahre		25 bis 50 Jahre		51 bis 64 Jahre		65 Jahre u. älter	
Vitamin	**Mann**	**Frau**	**Mann**	**Frau**	**Mann**	**Frau**	**Mann**	**Frau**	**Mann**	**Frau**
Vitamin A [mg]	1,0	0,9	1,0	0,8	1,0	0,8	1,0	0,8	1,0	0,8
Vitamin D [µg]	5	5	5	5	5	5	5	5	10	5
Vitamin K [µg]	70	60	70	60	70	60	80	65	80	65
Vitamin E [mg]	15	12	15	12	14	12	13	12	12	11
Vitamin C [mg]	100	100	100	100	100	100	100	100	100	100
Vitamin B_1 [mg]	1,3	1,0	1,3	1,0	1,2	1,0	1,1	1,0	1,0	1,0
Vitamin B_2 [mg]	1,5	1,2	1,5	1,2	1,4	1,2	1,3	1,2	1,2	1,2
Vitamin B_6 [mg]	1,6	1,2	1,5	1,2	1,5	1,2	1,5	1,2	1,4	1,2
Vitamin B_{12} [µg]	3	3	3	3	3	3	3	3	3	3
Folsäure [µg]	400	400	400	400	400	400	400	400	400	400
Biotin [µg]	30–60	30–60	30–60	30–60	30–60	30–60	30–60	30–60	30–60	30–60
Pantothensäure [mg]	6	6	6	6	6	6	6	6	6	6
Niacin [mg]	17	13	17	13	16	13	15	13	13	13

Die besten Lieferanten für wasserlösliche Vitamine

Vitamin	Lebensmittelquellen	gute Kombinationen zur Bedarfsdeckung
Vitamin C	Grünkohl, Sanddornbeeren, Apfelsinen, Acerolakirschen, Hagebutten, Paprikafrüchte, Brokkoli, Rosenkohl, Guavas, schwarze Johannisbeeren, Kartoffeln, Leber	Ein Glas (250 ml) Orangensaft zum morgendlichen Müsli deckt den normalen Tagesbedarf an Vitamin C und erhöht zudem die Eisenaufnahme aus dem Vollkorngetreide.
Vitamin B_1	Hähnchenfleisch, Schweinefleisch, Ente, Vollkornbrot und -produkte, Erbsen, Bohnen, Wirsing, Mais, Apfelsinen, Bierhefe, Milchprodukte, Kartoffeln	120 Gramm mageres Schweinefleisch mit Salat, Paprikaschoten, Mais, Salatgurke, frischen Kräutern und einem Öl-Essig-Dressing decken den täglichen Bedarf an Vitamin B_1 und liefern zugleich Eisen, Ballaststoffe und sekundäre Pflanzenstoffe.
Vitamin B_2	Leber, Milch, Milchprodukte, Eier, mageres Schweinefleisch, Hähnchenfleisch, Seelachs, Spargel, Brokkoli, Rosenkohl, Spinat, Getreide, Hefe, Leberwurst, Kartoffeln	200 Gramm gebackener Camembert oder 150 Gramm Seelachs mit 200 Gramm Brokkoli und 200 Gramm Pellkartoffeln decken den Tagesbedarf an Vitamin B_2.
Vitamin B_6	Sardinen, Lachs, Huhn, Gans, Leber, Rindfleischfilet, Schweinekotelett, Weizenkeime, Hafer, Vollkornbrot, Vollkornreis, Bananen, Avocados, Fisch, Eier	1 Portion Linseneintopf mit Fleischeinlage und einer Scheibe Vollkornbrot deckt den täglichen Bedarf an Vitamin B_6.
Vitamin B_{12}	Seelachs, Thunfisch, Hering, Makrele, Leber, Sauerkraut	90 Gramm geräucherter Lachs decken den Tagesbedarf an Vitamin B_{12}; zusammen mit Hülsenfrüchten, Vollkornreis und einem Glas Orangensaft liefern sie Folsäure, Eisen und Vitamin B_6 zur Blutbildung; Vitamin C im Saft fördert die Eisenaufnahme.
Folsäure	Vollkornknäckebrot, Vollkornbrot, Weizenbrötchen, Brokkoli, Spargel, Paprikaschoten, Porree, Spinat, Erbsen, Grünkohl	45 Gramm Vollkornknäckebrot mit Camembert und magerer Leberwurst, danach eine Banane, decken den täglichen Bedarf an Folsäure und liefern zugleich Vitamin B_6, B_{12} und Eisen – gut für die Blutbildung.
Biotin	Leber, Sojabohnen, Champignons, Erbsen, Haferflocken, Spinat, Nüsse, Milch	85 Gramm Sojabohnen mit Vollkornreis decken den Tagesbedarf an Biotin und stärken zusammen mit Pantothensäure Haut, Haare und Nägel.
Pantothensäure	Hering, Leber, Mungobohnen, Blumenkohl, Champignons, Wassermelone, Vollkornreis	400 Gramm Wassermelone und eine Handvoll Walnusskerne decken den Tagesbedarf an Pantothensäure und stärken zusammen mit dem enthaltenen Biotin Haut, Haare und Nägel.
Niacin	Heilbutt, Makrele, Sardine, Lachs, Huhn, Leber, Fleisch, Austernpilze, Champignons, Steinpilze, Wildfleisch	170 Gramm Hähnchenbrust mit Avocado und Vollkornreis decken den täglichen Niacinbedarf und liefern die Vitamine B1, B_2 und B_6. Die B-Vitamine verbessern zugleich die Niacin-Versorgung, da diese bei der Synthese von Niacin aus Tryptophan benötigt werden.

(nach Biesalski 1997)

Die wasserlöslichen Vitamine

Aus der nebenstehenden Tabelle können Sie die besten Lebensmittelquellen für wasserlösliche Vitamine sowie Beispiele für die Bedarfsdeckung mit dem jeweiligen Vitamin ablesen. Insbesondere Obst, Gemüse, Vollkornprodukte, Fleisch, Fisch und Nüsse enthalten sehr viele Vitamine und sollten deshalb täglich auf Ihrem Speiseplan stehen.

Vorkommen und Reserven einzelner Vitamine im Körper

Vitamin A wird zu 90 Prozent in der Leber und in geringen Mengen in der Lunge, den Schleimhäuten des Atem- und Verdauungstrakts sowie im Auge gespeichert. Die Speicher reichen bei Erwachsenen unter normalen Umständen ein bis zwei Jahre zur Bedarfsdeckung aus. Vitamin D wird hauptsächlich in Fettgewebe und Skelettmuskulatur gespeichert, wovon der Körper etwa zwei bis vier Monate zehren kann. Die Leber enthält ebenfalls nur wenig Vitamin D. Die Reservekapazität für Vitamin E reicht schätzungsweise für sechs bis zwölf Monate aus.

Die in der Leber gespeicherten Vitamin-K-Vorräte stehen für etwa zwei bis sechs Wochen zur Verfügung. Die körpereigenen Reserven in Höhe von 25 bis 30 Milligramm für Vitamin B_1 reichen für etwa vier bis zehn Tage, während die Bedarfsdeckung für Vitamin B_2 und B_6 für jeweils zwei bis vier Monate und für Vitamin B_{12} drei bis fünf Jahre erfolgen kann. Der Speicher für Vitamin B_{12} beträgt zwei bis fünf Milligramm. Täglich werden nur etwa 0,1 Prozent ausgeschieden, so dass sich Mangelsymptome bei einer unzureichenden längerfristigen Zufuhr erst nach Jahren entwickeln. Die Speicherkapazitäten für Folsäure, Niacin, Vitamin C halten jeweils für zwei bis vier Monate, wobei der verfügbare Gesamtpool an Vitamin C etwa 1.500 bis maximal 3.000 Milligramm beträgt. Insbesondere Gehirn, Hypophyse, Leber, Lunge, Thymus, Nebennieren, Bauchspeicheldrüse und Retina sind sehr vitamin-C-haltig. Bakterien im Darmbereich können zwar geringe Mengen Folsäure herstellen, allerdings ist das für die Versorgungslage nicht von Bedeutung. Für Pantothensäure ist kein Speicherorgan bekannt, während Biotin wieder recycelt (reutilisiert) werden kann.

Die Folgen eines Vitaminmangels treten meistens erst mit einiger Verzögerung auf, da der Körper über gute Speichermechanismen verfügt

Mittlere Reservekapazität des Körpers für einzelne Vitamine

Vitamin	Reservekapzität
Vitamin B_{12}	3–5 Jahre
Vitamin A	1–2 Jahre
Vitamin E	6–12 Monate
Vitamin D	2–4 Monate
Vitamin B_2	2–4 Monate
Vitamin B_6	2–4 Monate
Vitamin C	2–4 Monate
Folsäure	2–4 Monate
Niacin	2–4 Monate
Vitamin K	2–6 Wochen
Vitamin B_1	4–10 Tage

können. Außerdem kommt es zu Ausfallerscheinungen, die sowohl die Membranfunktionen als auch den Muskelstoffwechsel und das Nervensystem betreffen können.

Vitamin K

Wissenschaftlich fundierte Studien haben ergeben, dass Frauen im Alter von 36 bis 63 Jahren bei einer zu geringen Vitamin-K-Aufnahme ein erhöhtes Risiko für Knochenbrüche aufweisen. Vitamin K ist für die Bildung von Osteocalcin (Knochenprotein) wichtig. Eindeutige Zeichen eines Vitamin-K-Mangels sind eine gestörte Blutgerinnung mit mehr oder weniger sichtbaren Blutungen in verschiedenen Organen wie Magen-Darm-Trakt, Haut und Schleimhaut, Gehirn, Leber und Nebenniere.

Vitamin B_1

Insbesondere bei Alkoholkranken kann eine unzureichende Versorgung mit Vitamin B_1 auftreten, da die Verwertbarkeit negativ beeinflusst wird. Als Minimalbedarf wird ein Milligramm pro Tag angesehen.

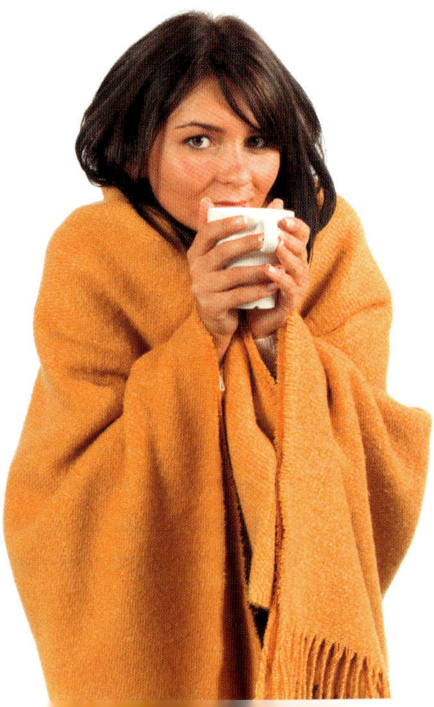

Ein Vitaminmangel kann sich in vielen spezifischen und unspezifischen Symptomen äußern

Vitamin B_2

Täglich sollten mindestens 1,2 Milligramm Vitamin B_2 zur Bedarfsdeckung zugeführt werden, da ansonsten Entzündungen der Mundschleimhaut, Zunge und Mundwinkelrhagaden als Zeichen einer unzureichenden Versorgung auftreten können.

Vitamin B_6

Eine unzureichende Vitamin-B_6-Versorgung zeigt sich in einer erhöhten Infektanfälligkeit, in Hautveränderungen im Nasen-Augen-Mund-Bereich und in Sensibilitätsstörungen. Unter normalen Bedingungen treten bei einer Zufuhr zwischen 1,2 und 2 Milligramm am Tag keine Mangelsymptome auf.

Vitamin B_{12}

Zwei Mikrogramm Vitamin B_{12} am Tag reichen bereits zur Sicherung der Versorgung aus. Insbesondere im Alter treten Probleme im Magen-Darm-Trakt auf, die in Verbindung mit einer vitamin-B_{12}-armen Ernährung Mangelzustände hervorrufen können. So zeigte eine holländische Studie, dass 30 Prozent der über 65-Jährigen chronische Entzündungen der Magenschleimhaut entwickeln, die die Aufnahme von Vitamin B_{12} negativ beeinflussen. Ein fortgeschrittener Mangel beeinträchtigt die Zellbildung im Knochenmark negativ und führt zu einer megaloblastären Anämie. Darunter versteht man eine Blutarmut mit übernormal großen roten Blutkörperchen. Außerdem kann es zu einer Abnutzung bestimmter Rückenmarksbezirke kommen, die einen bleibenden Schaden am Nervensystem verursachen können. Mit der üblichen Mischkost werden ausreichende Mengen Vitamin B_{12} zugeführt. Mangelsymptome können sich lediglich bei einer streng veganen Kost ohne Fleisch, Milchprodukte und Eier über einen längeren Zeitraum entwickeln.

Niacin

Unter normalen Ernährungsbedingungen tritt heutzutage eigentlich kein Niacinmangel mehr auf. Zur Sicherstellung der Versorgungslage sollten täglich mindestens 13 Milligramm Niacin zugeführt werden. Das bekannteste Krankheitsbild eines schweren Niacinmangels ist die Pellagra. Kennzeichnend für diese Erkrankung sind Hautveränderungen, Durchfälle, Schleimhautveränderungen des Munds, der Zunge und des Magen-Darm-Trakts, depressive Verstimmungen, Kopfschmerzen, Müdigkeit und Verwirrtheitszustände.

Folsäure

Eine längerfristige Einnahme bestimmter Medikamente, die zum Beispiel bei der Behandlung von Krebs oder Autoimmunerkrankungen eingesetzt werden, kann zu einer unzureichenden Versorgung mit Folsäure führen. Untersuchungen haben zwar ergeben, dass mit 50 bis 100 Mikrogramm Folsäure täglich keine Mangelsymptome auftreten, allerdings führt erst eine Einnahme von 400 Mikrogramm Folsäure pro Tag zu erniedrigten Homocysteinspiegeln. Erhöhte Homocysteinkonzentrationen stellen dauerhaft ein erhöhtes Risiko für Atherosklerose dar (siehe Kapitel 1). Ansonsten kann im Fall einer dauerhaften Unterversorgung ebenfalls das Bild einer megaloblastären Anämie (siehe Vitamin B_{12}) beobachtet werden.

Pantothensäure

Ein Mangel an Pantothensäure tritt nur sehr selten auf und beinhaltet Symptome wie Appetitmangel, Hautbeeinträchtigungen, Müdigkeit oder verschlechterte Wundheilung.

Spezifische Mangelsymptome einzelner Vitamine

Vitamin	Symptome bei Mangelzustand
fettlösliche Vitamine	
Vitamin A	Nachtblindheit, gelblich verhornte Bitot-Flecken an der Augenbindehaut, Austrocknung der Tränendrüsen, Geschwürbildung der Hornhaut (Erblindung möglich), Abwehrschwäche
Vitamin D	Störungen im Kalzium- und Phosphatstoffwechsel, im Kindesalter Rachitis (Knochenverformungen) und Osteomalazie, herabgesetzte Muskelkraft, verminderter Muskeltonus, erhöhte Infektanfälligkeit
Vitamin E	verminderte Anzahl und verkürzte Lebenszeit der roten Blutkörperchen, verhindert Ablagerungen in Muskelzellen, neurologische Störungen, Beeinflussung bestimmter Enzymaktivitäten, Atherosklerose
Vitamin K	Störungen des Blutgerinnungssystems mit sichtbaren und unsichtbaren Blutungen
wasserlösliche Vitamine	
Vitamin C	zunächst allgemeine Müdigkeit, Leistungsschwäche, verlangsamte Erholungsfähigkeit, erhöhte Infektanfälligkeit, schlechte Wundheilung; später Störungen in der Knochenbildung, im Wachstum, Neigung zu Blutungen in Haut, Schleimhäuten, der Muskulatur und inneren Organen (Skorbut)
Vitamin B_1	Schlafstörungen, Appetitlosigkeit, Apathie, gastrointestinale Störungen, Muskelschmerzen; später zentralnervöse Ausfallerscheinungen
Vitamin B_2	Störungen der Eisenresorption, Anämie, Beeinflussung des Energiestoffwechsels, starker Tränenfluss, gereizte Schleimhäute in Gesicht und Magen-Darm-Trakt, Mundwinkelrhagaden, Entzündungen der Mundschleimhaut und Zunge
Vitamin B_6	negative Beeinflussung der Immunabwehr, Neuropathien; Hautbeeinträchtigung im Nasen-Augen-Mund-Bereich
Vitamin B_{12}	echter Mangel sehr selten, dann megaloblastäre Anämie
Niacin	Schlaflosigkeit, Appetitlosigkeit, Gewichtsverlust, Zungenbrennen, Diarrhö, Schwindel, Kopfschmerz, Gefühllosigkeit in den Gliedern, Verwirrtheit, später sind Haut, Verdauungstrakt und Nervensystem betroffen; Pellagra
Folsäure	Risiko für Neuralrohrdefekt beim Ungeborenen während der Schwangerschaft, megaloblastäre Anämie
Biotin	Beeinträchtigung bestimmter Enzyme, Säure im Urin, mentale Schwächen, Verwirrtheit, Krampfanfälle, Hautveränderungen
Pantothensäure	Appetitmangel, Hautbeeinträchtigungen, Kopfschmerz, Müdigkeit, Magen-Darm-Störungen, Herzklopfen, Missempfindungen, schlechte Wundheilung, Blutdruckentgleisungen, unkoordinierte Bewegungsabläufe, „brennende Füße", schweres Erbrechen, vermehrte Infekte

(nach DGE 2000, Biesalski 1997)

Fettlösliche Vitamine können vom Körper im Fall einer Überdosierung nicht so schnell ausgeschieden werden wie wasserlösliche

Auswirkungen auf die Eicosanoidsynthese (siehe Kapitel 4) sind ebenfalls möglich. Liegt die Dosis über 800 Milligramm pro Tag, kann es zu einer verlängerten Blutungszeit kommen. Interessanterweise verschlechtert sich mit zunehmender Dosis die Aufnahme (Absorption) von Vitamin E. So liegt die Absorptionsrate bei Gaben von zwölf Milligramm Vitamin E bei 54 Prozent und sinkt bei Zufuhren von 200 Milligramm auf nur etwa zehn Prozent ab. Die Deutsche Gesellschaft für Ernährung hält eine Zufuhr von 200 bis 800 Milligramm α-Tocopherol-Äquivalente pro Tag noch für akzeptabel.

Vitamin K hat nach Angaben der Deutschen Gesellschaft für Ernährung auch im Bereich des 500-fachen Schätzwertes keine toxischen Auswirkungen für den Menschen.

Überversorgung mit wasserlöslichen Vitaminen

Für langfristige Vitamin-C-Einnahmen in Höhe von 500 Milligramm am Tag wurden negative Einflüsse auf das Erbgut beschrieben, die allerdings aufgrund der angewandten Versuchsbedingungen als widersprüchlich einzustufen sind. Einzeldosen von fünf Gramm Vitamin C pro Tag und mehr können kurzdauernde Durchfälle verursachen. Zusätzliche infektionsverhütende Wirkungen hochdosierter Vitamin-C-Gaben sind bis heute nicht ausreichend wissenschaftlich belegt. Einnahmen von mehr als 100 Milligramm am Tag vermindern die Aufnahme von Vitamin C und führen zu einer gesteigerten Ausscheidung mit dem Urin. Insbesondere ab 200 Milligramm können erhöhte Vitamin-C-Konzentrationen im Urin festgestellt werden. Um das – wenn auch geringe – Risiko der Harnsteinbildung durch hohe Vitamin-C-Gaben auszuschließen, sollten nicht mehr als 1.000 Milligramm Vitamin C pro Tag zugeführt werden.

Hohe orale Dosen von Vitamin B_1 werden, nachdem das Gewebe ausreichend aufgenommen hat, schnell im Harn ausgeschieden. Bei einer hohen, intravenösen Verabreichung von Vitamin B_1 konnte in Einzelfällen eine sehr starke allergische Reaktion beobachtet werden.

Für Niacin sind Nebenwirkungen wie Gefäßerweiterung, Hitzegefühl, Magenschleimhautentzündung und Leberzellschäden ab einer Zufuhr von mehr als 35 Milligramm pro Tag bekannt. Diese können allerdings in dieser Höhe nicht aus der Nahrung stammen.

Langfristige Vitamin-B_6-Gaben in Höhe von 50 bis 500 Milligramm pro Tag können diverse Erkrankungen des Nervensystems (Neuropathien) hervorrufen. Eine kurzfristige Zufuhr von bis zu 100 Milligramm Vitamin B_6 pro Tag ist unbedenklich.

Die tägliche regelmäßige Zufuhr von zusätzlicher Folsäure sollte nicht über 1.000 Mikrogramm liegen, da es im Falle einer vorliegenden Vitamin-B_{12}-Unterversorgung zu verschlimmerten, neurologischen Mangelsymptomen von Vitamin B_{12} kommen kann.

Für hohe Einnahmen von Vitamin B_2 sind keine nachteiligen Effekte bekannt, da überschüssiges Vitamin B_2 über die Niere ausgeschieden wird. Eine regelmäßige Zufuhr von Pantothensäure gilt als unbedenklich. Auch für hohe Einnahmen von Biotin und Vitamin B_{12} (bis fünf Milligramm Vitamin B_{12} am Tag) sind bisher keine negativen Beeinträchtigungen bekannt.

Einflussfaktoren auf Vitamine in Lebensmitteln

Obst und Gemüse büßen bei falscher Lagerung sehr schnell einen Großteil ihrer Vitamine ein. Einflussfaktoren wie Sauerstoff, Tageslicht, Hitze, Kochen und Lagerdauer sind dafür verantwortlich. Eine falsche Lagerung mit ungünstigen Temperaturen kann dazu führen, dass beispielsweise Spinat bei Zimmertemperatur innerhalb von 24 Stunden 56 Prozent seines Vitamin-C-Gehalts verliert. Wird er dagegen im Kühlschrank gelagert, beträgt der Verlust nur etwa 25 Prozent. Blumenkohl, der bei Raumtemperatur gelagert wird, verliert nach einer Woche die Hälfte seines Vitamin-C-Gehalts, während einer, der im Kühlschrank aufbewahrt wurde, noch 90 Prozent des Vitamins C besitzt. Blattgemüse und Salate jedoch verlieren auch unter kühlen Temperaturen einiges an Vitaminen. Bereits nach zwei Tagen hat sich der Vitamin-C-Gehalt im Blattsalat um 37 Prozent verringert – trotz der Lagerung im Kühlschrank.

Nicht alle Obst- und Gemüsesorten vertragen Frost. Dazu gehören Bananen, Ananas, Mango, Auberginen, Kartoffeln, Salatgurken, Pepperoni und Zucchini. Diese sollten im dunklen Vorratskeller aufbewahrt werden. Je länger Obst und Gemüse transportiert oder gelagert werden müssen, bis sie verzehrt werden, desto geringer ist auch ihr Vitamingehalt.

Aber nicht nur gegenüber thermischen Einflüssen, sondern auch gegenüber Licht sind viele Vitamine empfindlich. Milch in hellen Glasflaschen verliert aufgrund der Einwirkung des Tageslichts innerhalb von zwei Stunden 85 Prozent des Vitamin-B_2-Gehalts. Dies muss insbesondere auch bei den Vitaminen A (in Margarine, Butter, Käse), D (in Margarine, Butter, Milch), E (Pflanzenöle, Nüsse), K (grüne Gemüsesorten), B_6 (Blumenkohl, Porree usw.) und B_{12} (Fleisch, Fisch, Käse) berücksichtigt werden. Auch zu hohe Kochtemperaturen bei zu langer Hitzeeinwirkung führen zu erheblichen Vitaminverlusten, die bei Folsäure sogar 90 Prozent betragen können.

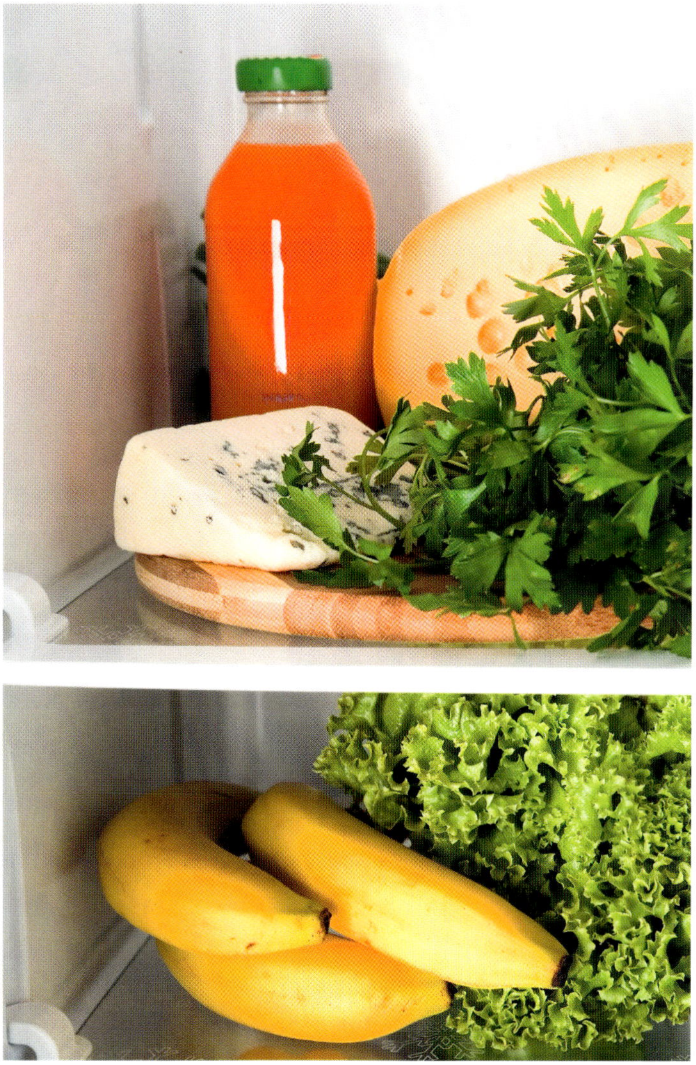

Kühle Lagerung erhält die Vitamine – doch nicht alle Lebensmittel sind für den Kühlschrank geeignet

Schockgefrostetes Obst und Gemüse sind die beste Alternative, wenn frische Ware nicht verfügbar ist

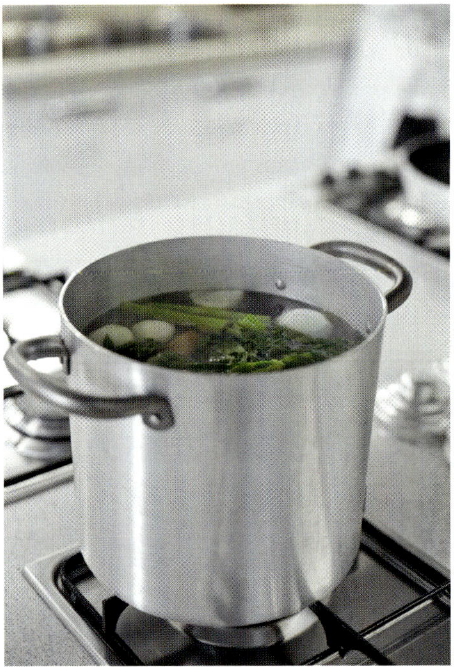

Schädigung der Vitamine durch Lagerung und Verarbeitung

Vitamin	Sauer-stoff	Tages-licht	Hitze	Koch-verluste
Vitamin A	ja	ja	nein	10–30 %
Vitamin D	ja	ja	nein	gering
Vitamin E	ja	ja	nein	50 %
Vitamin K	nein	ja	ja	gering
Vitamin B_1	ja	nein	ja	30–50 %
Vitamin B_2	nein	ja	ja	0–50 %
Niacin	nein	nein	nein	0–30 %
Vitamin B_6	nein	ja	ja	0–40 %
Pantothensäure	nein	nein	ja	0–45 %
Vitamin B_{12}	ja	ja	nein	gering
Biotin	nein	nein	nein	0–70 %
Folsäure	nein	nein	ja	0–90 %
Vitamin C	ja	ja	ja	20–80 %

(nach Elmadfa und Leitzmann 1998)

Unnötige Vitaminverluste

Wie Sie Vitaminverluste zwar nicht ganz vermeiden, aber erheblich verringern können:

- Kaufen Sie Obst und Gemüse frisch und in kleinen Mengen ein, denn selbst unter den besten Lagerbedingungen sind Vitaminverluste nicht vermeidbar.
- Äpfel, Aprikosen und Avocados scheiden Ethylen aus und sollten deshalb nicht mit ethylenempfindlichen Sorten wie Kiwis, Brokkoli, Blumen- und Rosenkohl gelagert werden. Die Produktion des Reifegases beschleunigt den Vitaminverlust.
- Kühle Temperaturen und hohe Luftfeuchtigkeit sind optimale Lagerbedingungen für zahlreiche Obst- und Gemüsesorten: bewahren sie die Ware in gelochten Plastiktüten auf.
- Nicht alle Lebensmittel sind für den Kühlschrank geeignet. Ananas, Bananen, Salatgurken, Kartoffeln u.a. vertragen keine Kälte, besser ist die Lagerung in einem dunklen Vorratsraum (Keller).
- Zerkleinern Sie Obst und Gemüse nicht allzu sehr, da aus den verletzten Pflanzenzellen Gewebesaft mit vielen Vitaminen heraustritt.
- Das Beträufeln geschnittener oder geraspelter Obst- oder Gemüseware mit etwas Zitronensaft verringert ebenfalls Vitaminverluste oder -veränderungen.
- Bewahren Sie Rohkost am besten luftdicht verpackt auf – Sauerstoff aus der Luft beschleunigt den Vitaminabbau.
- Blanchieren ist die vitaminfreundlichste Zubereitungsart für Gemüse, auch schonend sind Dämpfen und Dünsten sowie Kochen mit dem Dampfdruckkochtopf.
- Garen Sie Gemüse nur bissfest. Verwenden Sie beim Kochen so wenig Wasser wie möglich – das Kochwasser enthält Vitamine und sollte, wenn möglich, weiterverwendet werden.
- Vermeiden Sie langes Warmhalten von fertig zubereiteten Speisen.

Der Nährstoffgehalt von frisch zubereitetem Gemüse liegt nicht immer unbedingt höher als von fertig zubereitetem Tiefkühlgemüse. Nach Ansicht der Deutschen Gesellschaft für Ernährung sind Nährwert, Geschmack und Aussehen von Gemüse, das ohne Salz, Fett oder Soßen tiefgekühlt und richtig gelagert wird, nahezu gleichwertig mit frischer Ware. Der Vitaminverlust kann durch das Tiefkühlen zwar nicht verhindert, aber dennoch deutlich verzögert werden. Der Vitamin-C-Gehalt von grünen Bohnen und Erbsen nimmt bei einer Lagerung zwischen zwei und vier Grad um etwa sieben Prozent pro Tag ab, während der Vitamin-C-Gehalt bei einer viermonatigen Lagerung bei minus 18 Grad nahezu 100 Prozent beträgt. Damit können soßenfreie Tiefkühlgemüsewaren das Frischgemüse-Sortiment sinnvoll ergänzen, insbesondere dann, wenn diese Sorten saisonal nicht frisch angeboten werden können. Wer frisches Gemüse selbst einfrieren möchte, sollte es zur Inaktivierung von Enzymen und Vermeidung von Farbveränderungen kurz mit kochendem Wasser übergießen. So können Vitaminverluste ebenfalls minimiert werden.

Interaktionen von Vitaminen

Einige Vitamine haben synergistische Wirkungen, das heißt sie wirken zusammen und verstärken dadurch ihre Wirkung. Aus der Tabelle wird ersichtlich, dass die Vitamine E, K, B_6, B_{12}, Folsäure und Vitamin C sich gegenseitig in ihren Wirkungen verstärken können. Vitamin E

Zusammenspiel einzelner Vitamine mit verstärkter Wirkung

Vitamin	A	D	E	K	B_1	B_2	B_6	B_{12}	Biot.	Fols.	Pant.	C
A			(+)			+		+				+
D												
E	(+)			+			+	+		+		+
K			+									+
B_1						+	+	+			+	
B_2	+				+		+	+	+	+	+	
B_6			+		+	+			+	+		+
B_{12}	+		+		+	+			+	+	+	+
Biotin						+	+	+		+	+	
Folsäure			+			+	+	+	+		+	+
Niacin		+			+	+	+	+		+	+	
Pantothens.					+	+		+	+	+		+
C	+		+	+			+	+		+	+	

(nach Kutsky 1981)

ist ein wirksamer Radikalfänger. Indem es die Radikale neutralisiert, wird es jedoch selbst zum Radikal. Unter der Einwirkung von Vitamin C kann es wieder regeneriert werden und weiterhin seine Funktion ausüben.

Sekundäre Pflanzenstoffe

Farben-, Geschmacks- und Abwehrstoffe: Die große Welt der sekundären Pflanzenstoffe und deren Wirkungen auf den Menschen ist noch nahezu unerforscht

Obst und Gemüse enthalten neben Vitaminen, Mineralstoffen und Ballaststoffen noch weitere Wirkstoffe, die unter der Sammelbezeichnung sekundäre Pflanzenstoffe zusammengefasst werden. Sekundär deshalb, weil sie für den Energiestoffwechsel der Pflanzen keine Rolle spielen, sondern beispielsweise für die Farbenvielfalt von Obst und Gemüse verantwortlich sind.

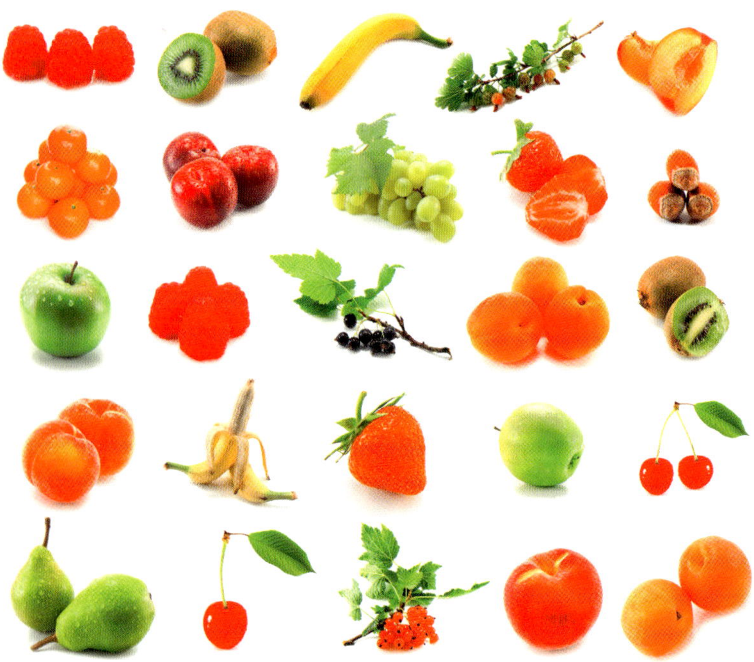

Groß angelegte Studien belegen einen Zusammenhang zwischen einem hohen Obst-, Gemüse- und Vollkornkonsum und einem verringerten Risiko für Herz-Kreislauf- und bestimmten Krebserkrankungen. Das große Gesundheitspotenzial der sekundären Pflanzenstoffe, von denen noch längst nicht alle identifiziert sind, ist Gegenstand zahlreicher aktueller Forschungsprojekte. Neben ihrer antioxidativen Wirksamkeit sind sie cholesterolsenkend und hemmen die Blutgerinnung.

Das breite Wirkungsspektrum sekundärer Pflanzenstoffe

Flavonoide haben eine blutgerinnungshemmende Wirkung und setzen so das Risiko für Herz-Kreislauf-Erkrankungen herab. Außerdem sind sie antioxidativ wirksam, indem sie die im Blut enthaltenen Fette (Cholesterol, Triglyzeride) vor oxidativen Schäden schützen und so das Risiko für Atherosklerose und wiederum für Herz-Kreislauf-Erkrankungen reduzieren. Die gleiche Wirkung zeigen auch Carotinoide. Sie schützen außerdem das Erbgut (DNA) sowie Netzhaut und Augenlinse vor schädlichen Einflüssen durch freie Radikale. Der Verzehr von Lutein und Zeaxanthin, als Wirkstoffe der Gruppe der Carotinoide in grünblättrigem Gemüse und Mais enthalten, senken unter anderem das Risiko, am grauen Star, einer Augenkrankheit mit Eintrübung der Linse, zu erkranken. Phytosterine senken die Cholesterolkonzentration, indem sie im Darm die Aufnahme des in der Nahrung enthaltenen Cholesterols hemmen. Vielen sekundären Pflanzenstoffen wird eine antimikrobielle Wirkung zugeschrieben, die dem Immunsystem insbesondere in der Anfangsphase von Infektionskrankheiten behilflich sein kann (siehe Kapitel 11).

Übersicht über die sekundären Pflanzenstoffe

sekundäre Pflanzenstoffe	Vorkommen in Lebensmitteln	Bedeutung für die Pflanze	möglicher Effekt für die Gesundheit
Carotinoide	Karotten, Tomaten, Paprika, grünes Gemüse (Spinat, Grünkohl, Mangold), Grapefruit, Aprikosen, Melonen, Kürbis	gelber, oranger oder roter Farbstoff	senken das Risiko bestimmter Krebserkrankungen, antioxidativ wirksam, gut für die Immunabwehr, senken das Risiko für Augenerkrankungen, verringern das Risiko von Herz-Kreislauf-Erkrankungen
Flavonoide	Äpfel, Birnen, Trauben, Kirschen, Pflaumen, Beerenobst, Zwiebeln, Grünkohl, Auberginen, schwarzer und grüner Tee	gelber, blauer oder violetter Farbstoff	senken das Risiko bestimmter Krebserkrankungen, antioxidativ wirksam, gut für die Immunabwehr, hemmen das Wachstum von Bakterien, Pilzen und Viren, hemmen die Blutgerinnung, reduzieren das Risiko von Herz-Kreislauf-Erkrankungen
Glucosinolate	alle Kohlarten, Rettich, Radieschen, Kresse, Senf	scharfer Geruch und Geschmack als chemischer Abwehrstoff gegen Feinde	senken das Risiko bestimmter Krebserkrankungen
Phenolsäuren	Kaffee, Tee, Vollkornprodukte, Grünkohl, Weißkohl, Radieschen	Abwehrstoffe gegen Feinde	senken das Risiko bestimmter Krebserkrankungen
Phytosterine	Nüsse, Pflanzensamen wie Sonnenblumenkerne, Sesam, Soja, Hülsenfrüchte	Membranbaustoff, Pflanzenhormone, die ähnlich wie Cholesterol aufgebaut sind	senken den Cholesterolspiegel
Phytoöstrogene	Sojabohnen, Leinsamen, Hülsenfrüchte, Getreidekleie, Getreide, viele Gemüse- und Obstsorten, Samen, Hopfen, Salbei, Tee, Bier, Wein, Bourbon (Whiskey)	Pflanzenhormone, die dem weiblichen Sexualhormon Östrogen im Aufbau sehr ähnlich sind	senken das Risiko bestimmter Krebserkrankungen, antioxidativ wirksam, gut für die Immunabwehr, festigen Knochen (Osteoporoseschutz), reduzieren das Risiko für Herz-Kreislauf-Erkrankungen
Sulfide	Zwiebeln, Lauch, Knoblauch, Schnittlauch	Duft- und Aromastoffe	hemmen das Wachstum von Bakterien, Pilzen und Viren, beeinflussen die Blutgerinnung, senken das Risiko bestimmter Krebserkrankungen

(nach DGE 2005)

Zum gegenwärtigen Zeitpunkt gibt die Deutsche Gesellschaft für Ernährung noch keine konkreten Zufuhrempfehlungen oder Bedarfsangaben für sekundäre Pflanzenstoffe heraus. Welche Stoffe in welcher Menge für die Gesundheit des Menschen zuträglich sind, gilt es in Zukunft zu beantworten. Es gibt zu wenige Kenntnisse darüber, ob sich sekundäre Pflanzenstoffe gegenseitig beeinflussen oder nur dann eine schützende Wirkung ausüben, wenn sie zusammen mit anderen in Obst und Gemüse vorkommenden Inhaltsstoffen (Vitamine, Mineralstoffe, Ballaststoffe) verzehrt werden.

„An apple a day keeps the doctor away" und „Fünf-am-Tag": ernst zu nehmende Regeln für eine gesunde Ernährung

Wussten Sie, dass an dem Spruch „An apple a day keeps the doctor away" etwas Wahres dran ist? Wissenschaftliche Studien beweisen, dass hohe Flavonoidaufnahmen, zum Beispiel durch einen hohen Verzehr von Äpfeln, das Risiko für Herz-Kreislauf-Erkrankungen signifikant senken.

Gut versorgt mit sekundären Pflanzenstoffen

Eine wichtige Empfehlung der Deutschen Gesellschaft für Ernährung für die Aufnahme vieler sekundärer Pflanzenstoffe ist die „Fünf-am-Tag-Regel" für Obst und Gemüse. Danach sollten täglich mindestens 400 Gramm Gemüse und 250 Gramm Obst verzehrt werden.

Eine Portion Gemüse

1 Hand voll ungekochter Hülsenfrüchte wie Linsen, Erbsen oder Bohnen

1 kleiner Kohlrabi, 1 Paprikaschote oder 1 große Fleischtomate

2 Hände voll Salat oder kleingeschnittener Karotten

1 kleine Dose Mais (125 g)

2 Hände voll Brokkoli, Spinat oder Champignons (125 g)

Eine Portion Obst

1 Birne, 1 Apfel, 1 Orange, 1 Banane oder 1 Pfirsich

2 Hände voll Erdbeeren, Himbeeren, Johannisbeeren, Heidelbeeren oder Weintrauben

4 Esslöffel ungezuckertes oder leicht gezuckertes Obstmus oder Kompott

5 Stück Trockenobst

Ein Glas Fruchtsaft mit einem Fruchtgehalt von 100 Prozent und ohne zugesetzten Zucker oder ein Glas Gemüsesaft können genauso wie 25 Gramm geschälte, ungeröstete und ungesalzene Nüsse eine der fünf Tagesportionen darstellen.

Zusammenfassung

Der Name Vitamine leitet sich von vita, das Leben, ab. Vitamine sind lebenswichtige Substanzen, die dem Körper täglich zugeführt werden müssen. Mit Ausnahme des Vitamins C (Tagesbedarf: 100 Milligramm) werden nur geringe Mengen von weniger als 20 Milligramm am Tag benötigt. Es wird zwischen neun wasser- und vier fettlöslichen Vitaminen unterschieden. Die größte Reservekapazität besitzt der Körper für das Vitamin B_{12} (drei bis fünf Jahre), während der Speicher für Vitamin B_1 (bis zu etwa zehn Tagen) am kleinsten ist. Sowohl eine Unter- als auch eine Überversorgung mit bestimmten Vitaminen können für den Körper gesundheitsgefährdend sein. Insbesondere vor einer zu hohen Aufnahme der Vitamine A, D, E, B_1, B_6 und Niacin muss aufgrund möglicher toxischer Wirkungen gewarnt werden. Wer Obst und Gemüse als wichtige Vitaminlieferanten richtig lagert und zubereitet, kann unnötige Vitaminverluste, die zum Beispiel beim Vitamin C bis zu 80 Prozent betragen können, vermeiden. Auch soßenfreies Tiefkühlgemüse kann einen wichtigen Beitrag zur Mikronährstoffversorgung leisten.

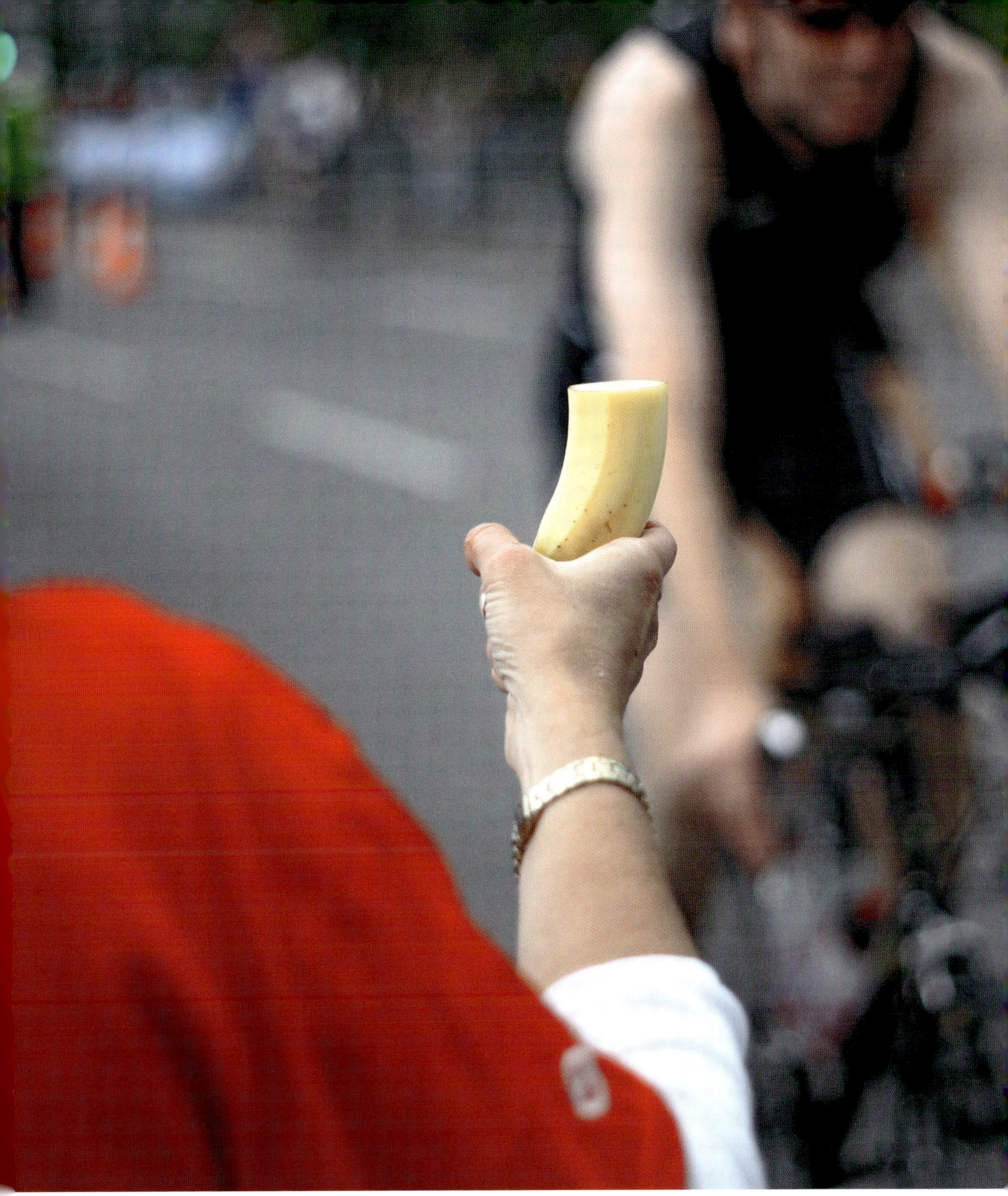

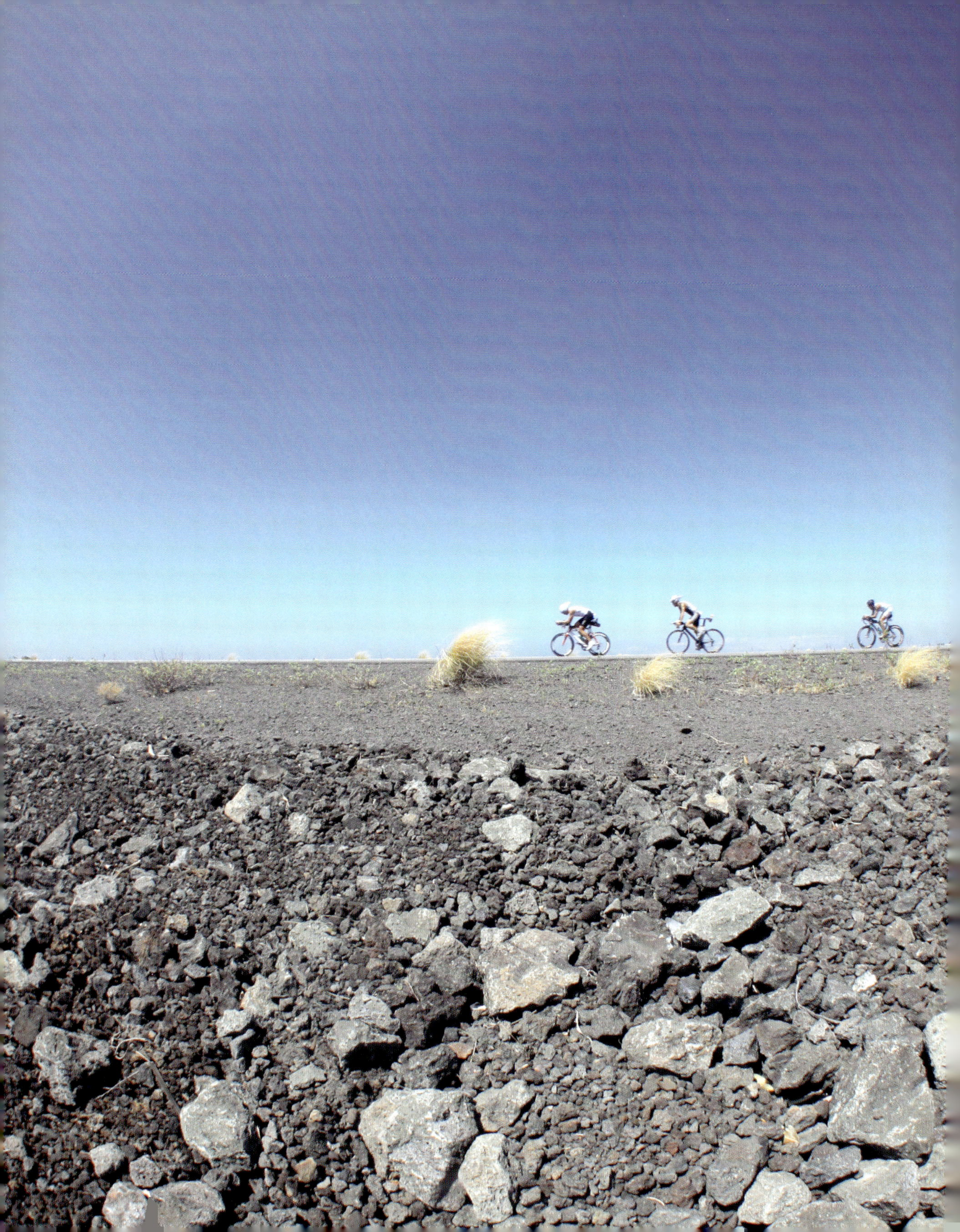

Kapitel 7

Mineralstoffe

Wichtige Bausteine des Körpers

Die Makronährstoffe (Kohlenhydrate, Fette, Eiweiß) und die Vitamine stellen die organischen Bestandteile des Körpers dar. Zu den anorganischen zählen Wasser und Mineralstoffe, die in Lebensmitteln pflanzlicher und tierischer Herkunft enthalten sind.

Dagegen ist ein Austausch in Knochen, Muskeln und Erythrozyten sehr langsam.

- **Verluste:** Über den Schweiß gehen nur geringe Mengen Magnesium von circa zehn Milligramm pro Liter verloren.
- **Ausscheidung:** Magnesium wird überwiegend über den Urin ausgeschieden, nicht absorbiertes über den Stuhl.
- **Umrechnung:** 1 Millimol Magnesium entspricht 24 Milligramm

Die Versorgung mit Mengenelementen lässt sich auch flüssig regeln – zum Beispiel mit Mineralwasser oder Milch

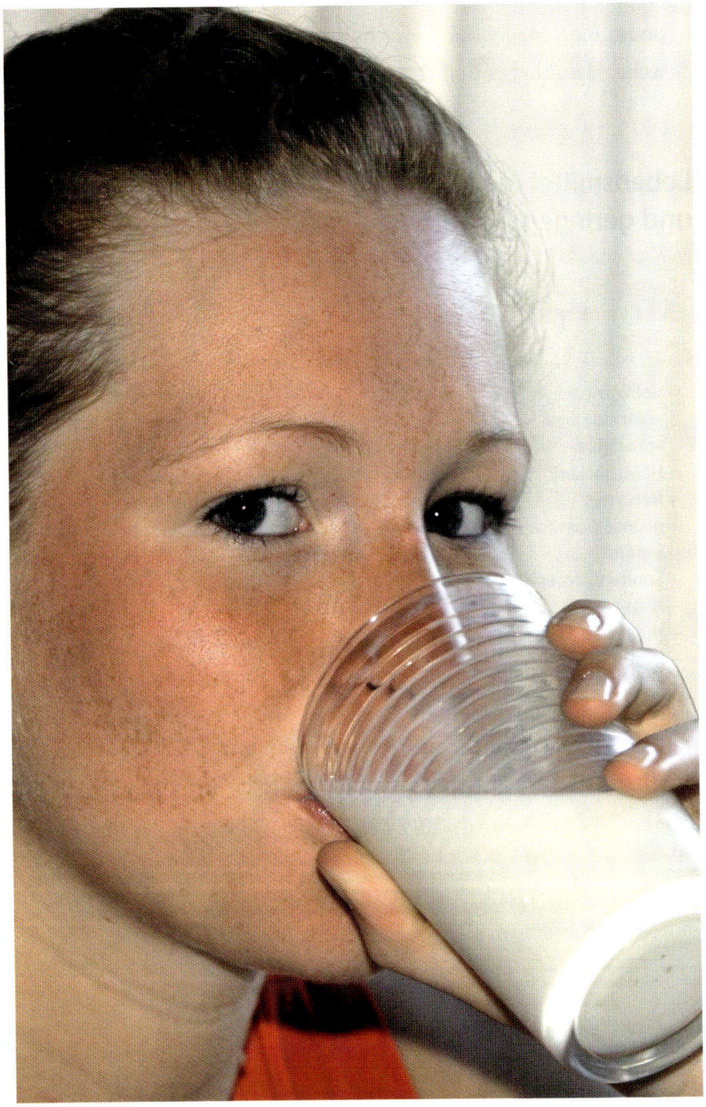

Die Versorgung mit Mengenelementen

Neben den in der Tabelle genannten Lebensmitteln kann auch Mineralwasser ein wertvoller Mineralstofflieferant sein. Das kann insbesondere für Kalzium gelten, da dessen Verfügbarkeit sehr hoch ist. Achten Sie auf das Etikett Ihres Mineralwassers: Liegt der Kalziumgehalt bei über 150 Milligramm pro Liter, so kann das Mineralwasser ebenfalls einen wichtigen Beitrag zur Bedarfsdeckung und somit zur Prävention von Osteoporose (Knochenbrüchigkeit) leisten. Insbesondere Personen mit Laktoseintoleranz können aufgrund eines stark eingeschränkten Konsums von kalziumreichen Milchprodukten davon profitieren. Ein bestimmtes Verhältnis von Kalzium zu Magnesium (2:1), das oftmals in der Werbung propagiert wird, ist für eine optimale Aufnahme beider Mineralstoffe nicht notwendig. Erst sehr hohe Zufuhrmengen von Kalzium (über dem Achtfachen der Magnesiumzufuhr), wie sie allerdings nicht durch eine normale Ernährung erreicht werden, können sich aufgrund gleicher Transportsysteme negativ auf die Magnesiumversorgung auswirken.

Der Mangel an Mengenelementen

Unzureichende Versorgungszustände entwickeln sich wie bei der Vitaminversorgung meistens schleichend. Ein latenter Mangel muss nicht zwangsläufig zu einer Beeinträchtigung der Gesundheit oder der Leistungsfähigkeit führen. Die Symptome sind zunächst unspezifisch. Da Sportler in der Regel ein besseres Körpergefühl aufweisen als Nichtsporttreibende, nehmen sie unzureichende Versorgungslagen schneller wahr.

Die Mengenelemente in der täglichen Ernährung

Mengenelement	Tagesbedarf	Vorkommen	Beispiel
Natrium	Jugendliche und Erwachsene: 550 mg	Salz, Fleisch-, Wurstwaren, Hartkäse, Konserven, Fertigprodukte und -soßen, Brot, Weichkäse, Fisch	50 g Hartkäse oder 150 g Frischkäse 50 g gekochter Schinken
Chlorid	Jugendliche und Erwachsene: 830 mg	Salz, mehr in tierischen als in pflanzlichen Lebensmitteln	
Kalium	Jugendliche und Erwachsene: 2.000 mg	Forelle, Gans, Pumpernickel, Hülsenfrüchte, Sojabohnen, Spinat, Karotten, Kohlrabi, Brokkoli, Mangold, Kürbis, Kartoffeln, Fenchel, Trüffel, Champignons, Apfelsinen, Bananen, Melone	150 g Bohnen oder 300 g Spinat
Kalzium	15 bis 18 Jahre: 1.200 mg; ab 19 Jahren: 1.000 mg	Milch, Milchprodukte, Käse, Kresse, Brokkoli, Spinat, Grünkohl, bestimmte Mineralwasser	900 ml Milch oder 120 g Gouda
Phosphat	15 bis 18 Jahre: 1.250 mg; ab 19 Jahren: 700 mg	Bergkäse, Parmesan, Seelachs, Hering, Lachs, Felchen, Klaffmuschel, Truthahn, Fleisch, Vollkornbrot, Sojabohnen, Hülsenfrüchte	120–200 g Hartkäse oder 140–240 g Walnüsse
Magnesium	15 bis 18 Jahre: Männer 400 mg, Frauen 350 mg 19 bis 24 Jahre: Männer 400 mg, Frauen 310 mg ab 25 Jahren: Männer 350 mg, Frauen 300 mg	Steinbutt, Seezunge, Huhn, Mais, Roggen-, Haferflocken, Naturreis, Hirse, Pumpernickel, Vollkornbrot, Hülsenfrüchte, Portulak, Grünkohl, Avocados, Beerenobst	220–290 g Haferflocken oder 170–230 g grüne Bohnen

(nach DGE)

Mengenelemente: Symptome bei Mangel und Überdosierung

Mengenelement	erste Mangelsymptome	ausgeprägte Mangelsymptome	Überdosierungserscheinungen
Natrium	– Antriebsschwäche, Müdigkeit – niedriger Blutdruck – Magen-Darm-Beschwerden – Kopfschmerzen – Appetitlosigkeit – Muskelschwäche und -krämpfe – Verwirrtheit	– Hyponatriämie – lebensbedrohliche Störungen im Wasserhaushalt	– Durst – Müdigkeit – Unruhe, Nervosität, Krampfanfälle, Muskelzuckungen – Fieber – Erbrechen, Übelkeit – Atemnot – Vorsicht: Zu viel Salz fördert den Knochenabbau und die Kaliumausscheidung über den Urin!
Chlorid	– flache Atmung – Muskelschwäche und -krämpfe – verschlechterte Verdauung	– Störungen im Säure-Basen-Haushalt – Herzfunktionsstörungen – Wachstumsstörungen – Hirnschwellungen mit Lebensgefahr	– Bluthochdruck – erhöhtes Risiko für Herzinfarkt, Herzmuskelschwäche und Schlaganfall – Arteriosklerose – Vorsicht: Zu viel Salz fördert den Knochenabbau!
Kalium	– Muskelschwäche und -krämpfe – Müdigkeit – Kopfschmerzen – Schwindelgefühle – Übelkeit – Stimmungsschwankungen – Kreislaufprobleme – Verstopfungen	– Lähmungserscheinungen – Herzrhythmusstörungen – Nierenfunktionsstörungen	– Muskelschwäche und -krämpfe – Durchfall – Müdigkeit, Kopfschmerzen, Schwindelgefühle – Übelkeit – Stimmungsschwankungen, Kreislaufprobleme – bei Kaliumvergiftung: verringerte Herzfrequenz, Herzstillstand, Sprach- und Schluckstörungen
Kalzium	– Muskelzittern – Muskelkrämpfe – gesteigerte Erregbarkeit des Nervensystems – Missempfindungen an der Haut (Kribbeln, pelziges Gefühl)	– Entkalkung von Knochen und Zähnen – Knochenverformungen – Osteoporose (Knochenschwund)	– Müdigkeit, Leistungsabfall – Erbrechen – Verstopfung – Herzrhytmusstörungen – Bluthochdruck – Lähmungserscheinungen
Phosphor	– Wachstumsverzögerungen – schlechte Knochen- und Zahnbildung – Rachitis bei Kindern – Gewichtsverlust – Müdigkeit	– Nierensteine (bei gleichzeitig hoher Kalziumzufuhr)	– Magenschmerzen – Erbrechen – Durchfall – Schockzustand – Leberschäden
Magnesium	– Muskel- und Wadenkrämpfe – Nervosität, Unruhe – Schwindelgefühle – Konzentrationsverlust – Kopfschmerzen – Übelkeit, Erbrechen	– Migräneanfälle – Herzrhythmusstörungen, Herzrasen – Bauchkrämpfe	– Durchfall, Übelkeit, Erbrechen – herabgesetzte Erregbarkeit von Muskulatur und Nervensystem – Lähmungserscheinungen gestörte Erregungsbildung am Herzen – Blutdruckabfall – flache Atmung

Manifest ist ein klinischer Mangel dann, wenn Gesundheit und Leistungsfähigkeit nachweislich vermindert sind. Ein Beispiel für eine ausgeprägte Mangelerkrankung im fortgeschrittenen Stadium ist die Osteoporose. Wer Milch und Milchprodukte meidet, geht ein hohes Risiko ein, an Osteoporose zu erkranken. Das gilt auch für Sportler, die zudem noch einen erhöhten Bedarf an Mengenelementen haben, der zum Beispiel durch ungünstige Ernährungsgewohnheiten ebenfalls zu Mangelversorgungszuständen führen kann. Grundsätzlich fördert sportliche Bewegung die Einlagerung von Kalzium in die Knochen, doch zur Prävention von Osteoporose gehört auch für den Sportler eine kalziumhaltige Ernährung.

Überdosierung einzelner Mengenelemente

Mineralstoffe wirken toxisch, wenn sie über einen bestimmten Zeitraum in hohen Dosen zugeführt werden. Das Ausmaß der Vergiftung ist neben der Zufuhr abhängig von der Aufnahmerate im Körper, dem Versorgungszustand oder der Verteilung im Körper.

Studien belegen einen Zusammenhang zwischen der Kochsalzzufuhr und dem Auftreten von Bluthochdruck. Neben einer genetischen Veranlagung gibt es auch natriumsensitive Personen, die bei einem üblichen Speisesalzkonsum mit Bluthochdruck reagieren. Ein Kochsalzgehalt in Nahrung und Getränken von einem Gramm am Tag wird als streng natriumarm bezeichnet, drei Gramm Speisesalz am Tag als natriumarm und als mäßig natriumarm gelten fünf Gramm Kochsalz am Tag. Nach Angaben des Bundesinstitutes für Risikobewertung kann aus einer übermäßigen Natriumzufuhr ein Kaliummangel entstehen. Somit scheint neben der Kochsalzaufnahme auch das Verhältnis von Natrium zu Kalium entscheidend für die Höhe des Blutdrucks zu sein, zumal ausreichend hohe Kaliumzufuhren einen blutdrucksenkenden Effekt aufweisen. Dies ist bei der Behandlung von Bluthochdruck wünschenswert. Studien haben ergeben, dass mithilfe einer kaliumreichen Ernährung die Kochsalzsensitivität (Empfindlichkeit gegenüber Kochsalz) reduziert und damit das Auftreten von Bluthochdruck verhindert werden kann. Eine zu hohe Kochsalzaufnahme kann sich nicht nur auf den Blutdruck negativ auswirken, sondern auch auf die Kalziumversorgung und damit auf die Knochenstabilität. Insbesondere Frauen in den Wechseljahren können aufgrund einer hohen Speisesalzaufnahme knochenabbauende Prozesse verstärken und das Risiko für Osteoporose erhöhen. Umgekehrt führt auch eine zu hohe Kaliumaufnahme zu einer vermehrten Natriumausscheidung. Bei einer bestehenden Niereninsuffizienz kann es aufgrund einer gestörten Kaliumausscheidung zu Vergiftungserscheinungen kommen, was sich insbesondere in Störungen der Herzfunktion äußert.

Die Dosis macht das Gift: Mineralstoffe wirken bei übermäßiger Zufuhr über lange Zeit toxisch

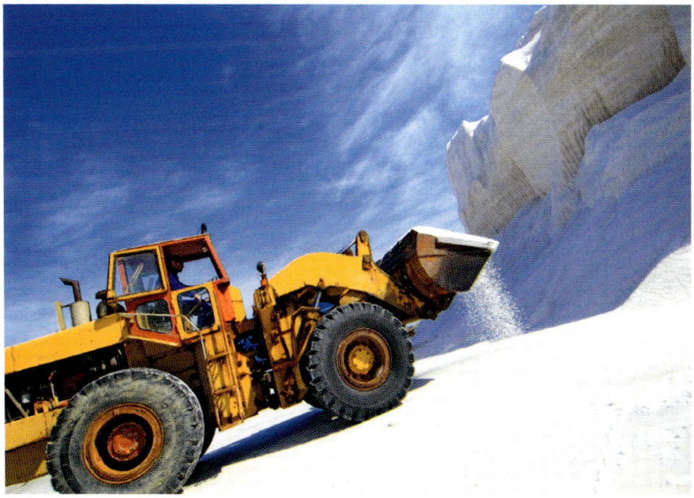

Eine Magnesiumaufnahme in Höhe von drei bis fünf Gramm verursacht Durchfall. Beeinträchtigungen des Nervensystems, Muskellähmungen und Tod können bei Nierenkranken infolge zu hoher Magnesiumeinnahmen auftreten. Menschen mit einem erhöhten Risiko von Harnsteinen sollten eine übermäßige Kalziumzufuhr meiden. Bei Kalziumzufuhren von mehr als vier Gramm pro Tag kann es zu Kalziumablagerungen in den Weichteilen, insbesondere der Niere, kommen. Um grundsätzlich Überdosierungserscheinungen aufgrund zu hoher Aufnahmen zu vermeiden, nennt die DGE zusätzliche tolerierbare Mengen für gesunde Erwachsene, die unter Ausschluss von unerwünschten Nebenwirkungen in Form von Supplementen im Bedarfsfall zugeführt werden können. Dabei gelten zwei Gramm für Kalzium (bei einem Urinvolumen von mehr als zwei Liter am Tag) und 350 Milligramm für Magnesium als unbedenklich.

Spurenelemente sind für den Körper genauso wichtig wie die Mengenelemente, kommen aber in geringerer Konzentration vor

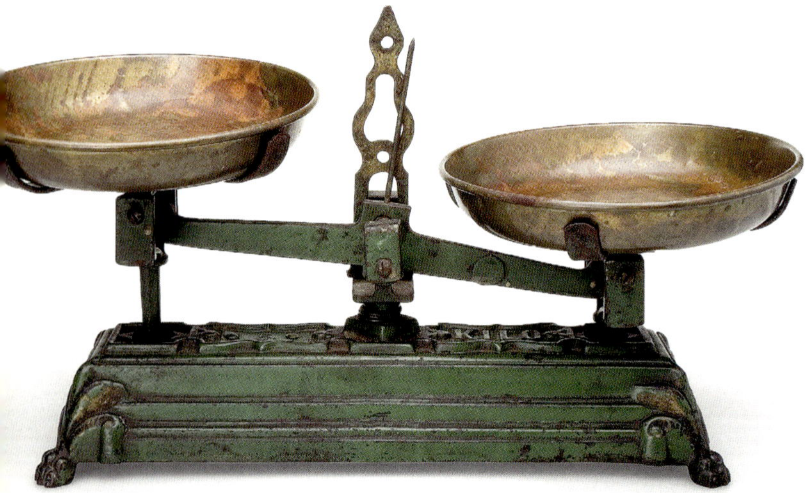

Spurenelemente im Körper

Spurenelemente kommen in der Regel in einer Konzentration von weniger als 50 Milligramm pro Kilogramm Körpergewicht vor. Eine Ausnahme bildet dabei Eisen. Das Jod ist vorrangig in der Schilddrüse eingelagert und für die Bildung der Schilddrüsenhormone lebensnotwendig. Die nachstehende Tabelle gibt einen Überblick über die acht Spurenelemente Eisen, Jodid, Fluorid, Zink, Selen, Kupfer, Mangan und Chrom.

Eisen

Eisen liegt in Lebensmitteln pflanzlicher Herkunft als Nicht-Hämeisen und in Lebensmitteln tierischer Herkunft als Hämeisen vor. Die Aufnahme von Hämeisen ist im Vergleich zu Nicht-Hämeisen besser. Je nach Funktion des Eisens wird zwischen verschiedenen Wirkformen unterschieden. Dazu gehören:

- **Hämproteine mit Hämoglobin** (roter Blutfarbstoff) und **Myoglobin** (Sauerstoffspeicher in der Muskulatur)
- **Cytochrome:** wichtig für die Atmungskette
- **Enzyme**
- **Ferritin** und **Hämosiderin:** wichtige Eisenspeicherformen vor allem in Leber, Milz und Knochenmark
- **Transferrin:** für den Transport von Eisen

Hämoglobin enthält am meisten Eisen. Es ist in den roten Blutkörperchen enthalten und transportiert den Sauerstoff von der Lunge zu den Geweben.

Mit einer gemischten Kost werden sowohl Nicht-Hämeisen aus pflanzlichen Lebensmitteln als auch Hämeisen aus tierischen Lebensmitteln zugeführt. Die Anteile liegen dabei im Durchschnitt bei 5 bis 15 Milligramm Nicht-Hämeisen und ein bis fünf Milligramm Hämeisen. Während die Verfügbarkeit von Hämeisen bei über 20 Prozent liegt, beträgt sie bei Nicht-Hämeisen nicht mehr als fünf Prozent. Bei entleerten Eisenspeichern kann die Aufnahmerate für Hämeisen auf 35 Prozent und für Nicht-Hämeisen auf 20 Prozent ansteigen. Insbesondere Vegetarier oder Veganer müssen auf eine sorgfältige Lebensmittelauswahl achten, um ausreichend mit Eisen versorgt zu sein. Es ist deshalb empfehlenswert, zu den pflanzlichen Eisenlieferanten, deren Begleitstoffe oftmals die Eisenaufnahme hemmen, gleichzeitig Vitamin C oder Zitronensäure (zum Beispiel in Früchten) zu verzehren, um die Eisenaufnahme zu fördern.

Die Spurenelemente im menschlichen Körper

Spurenelement	Aufgaben/Funktion	Charakteristika/Bestand
Eisen (Fe)	Bildung des roten Blutfarbstoffs (Hämoglobin), Energiegewinnung, Synthese von Hormonen, Gallensäuren und Botenstoffen	Eisenbestand: 50 bis 60 Milligramm pro Kilogramm Körpergewicht; circa 60 Prozent des Eisens sind im Hämoglobin, 25 Prozent in Ferritin und Hämosiderin; der Rest verteilt sich auf Myoglobin, Transferrin, eisenhaltige Enzyme und frei verfügbares Eisen
Jodid (J)	Bestandteil der Schilddrüsenhormone, Einfluss auf Reifung von Knochen und Gehirn	Jodbestand: 10 bis 20 Milligramm; 70 bis 80 Prozent sind davon in der Schilddrüse lokalisiert
Fluorid (F)	Härtung des Zahnschmelzes, Hemmung von Karies, an Wachstum und Knochenbildung beteiligt	Fluorbestand: 2 bis 6 Gramm, wovon über 95 Prozent in den Knochen vorhanden sind
Zink (Zn)	Immunsystem, Stoffwechsel von Hormonen, Genexpression, wesentlicher Bestandteil zahlreicher Enzyme, antioxidativ wirksam	durchschnittliche Zinkkonzentration im Körper: 20 bis 30 Milligramm pro Kilogramm Körpergewicht, was einem Bestand von circa 1,5 bis 2,5 Gramm entspricht; 60 Prozent davon sind in der Muskulatur, 30 Prozent in Knochen, der Rest in Augen, Bauchspeicheldrüse, Knochen, Leber, Haaren, Haut, Blut
Selen (Se)	Schilddrüsenstoffwechsel, aktiviert Immunabwehr, antioxidativ wirksam, schützt Haut vor UV-Strahlung	Selenbestand: 10 bis 15 Milligramm oder circa 0,15 bis 0,2 Milligramm pro Kilogramm Körpergewicht; das meiste Selen ist in der Muskulatur zu finden
Kupfer (Cu)	Bestandteil vieler Enzyme, antioxidativ wirksam, wichtig für Kollagen- und Elastinquerverbindungen, in den Nerven enthalten, wichtig für Hormonstoffwechsel, die Bildung von Melanin und die Blutbildung	Körperbestand an Kupfer: circa 80 bis 100 Milligramm; circa 50 Prozent davon in Muskulatur und Knochen, in der Leber befinden sich 15 Prozent und im Gehirn 10 Prozent
Mangan (Mn)	aktiviert Enzyme für Harnstoffbildung, Eiweißstoffwechsel, Verwertung von Glukose und die Bildung von Fettsäuren	Manganbestand: 10 bis 40 Milligramm, davon 25 Prozent in den Knochen
Chrom (Cr)	verstärkt Insulinwirkung, wichtiger Bestandteil des Glukosetoleranzfaktors, wichtig für Schilddrüse und die Eiweißbildung	circa 0,01 bis 0,05 Mikrogramm Chrom pro Deziliter Plasma; 20–30 Mikrogramm pro Kilogramm Chrom in Organen und Geweben

(nach Elmadfa und Leitzmann 1998)

Transportproteine gebunden und zu den entsprechenden Zielorganen befördert. Mit steigender Zinkkonzentration in der Nahrung nimmt die Aufnahmerate für Kupfer ab.

- **Ausscheidung und Verluste:** Kupfer wird zusammen mit Gallensäuren ausgeschieden und kann je nach Bedarf wieder aufgenommen werden. Nur ein kleiner Teil des Kupfers wird direkt über den Stuhl ausgeschieden. Über Urin und Haut gehen nur geringe Kupfermengen verloren. Die Verluste über Urin und Stuhl liegen ungefähr bei 1,25 Milligramm Kupfer pro Tag.

Mangan

Mangan aktiviert viele Enzyme, die unter anderem gegen zellschädigende Sauerstoffradikale antioxidativ wirksam oder am Aufbau von Bindegewebe beteiligt sind. Lebensmittel pflanzlicher Herkunft enthalten mehr Mangan als Lebensmittel tierischer Herkunft. Gute Manganlieferanten sind Tee, Lauch, Kopfsalat, Spinat, Erdbeeren und Haferflocken. Ein Manganmangel kann das Zusammenspiel von Insulin und Zellen negativ beeinflussen. Allerdings besteht diesbezüglich noch Forschungsbedarf.

Geflügel kann Kupfer enthalten – aber weniger in der Ernährungslehre

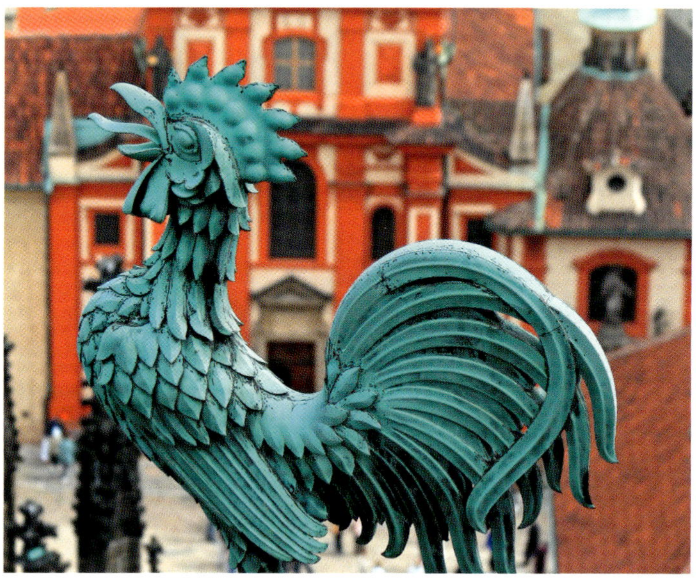

In großen Mengen ist Mangan toxisch. Allerdings sind Manganvergiftungen über die Nahrung nicht bekannt. Lediglich bei einer langfristigen künstlichen Ernährung, bei der Mangan intravenös verabreicht wurde, konnten neurologische Störungen beobachtet werden. Frühsymptome einer Manganvergiftung, zum Beispiel hervorgerufen durch die Inhalation von Manganstaub, sind Teilnahmslosigkeit, Appetitverlust, Schlafstörungen, Muskelschmerzen, Desorientiertheit, Gedächtnisverlust, Halluzinationen und ein „Watschelgang". Auch in Leber und Bauchspeicheldrüse können Schäden auftreten.

- **Gesamtbestand im Körper:** Circa 10 bis 40 Milligramm Mangan sind im Körper enthalten. 25 Prozent davon liegen im Knochen vor, aber auch in Leber, Milchdrüse, Bauchspeicheldrüse und Niere ist Mangan zu finden.
- **Aufnahme und Stoffwechsel:** Aus der Nahrung werden nur drei bis vier Prozent Mangan im Dünndarm aufgenommen. Ist der Versorgungszustand mit Mangan schlecht, kann die Aufnahmerate etwas erhöht werden. Absorptionshemmende Einflüsse haben hohe Gaben an Kalzium, Phosphat und Phytinsäure sowie das gleichzeitige Vorkommen von Eisen und Cobalt, die mit Mangan in Interaktion treten.

Chrom

Chrom verstärkt die Wirkung des Speicherhormons Insulin und ist insbesondere für

Der Bedarf an den einzelnen Spurenelementen

Mengen-elemente	Tagesbedarf	Vorkommen	bedarfsdeckende Speisepläne
Eisen (Fe)	– Männer (15 bis 19 Jahre): 12 mg/Tag – Männer (über 19 Jahre): 10 mg/Tag – Frauen (15 bis 51 Jahre): 15 mg/Tag – Frauen (über 51 Jahre): 10 mg/Tag	Hämeisen in: Fleisch, Wurstwaren Nicht-Hämeisen in: Hülsenfrüchten, Hirse, Brot, Vollkornreis, Mais, Getreide	Dies deckt den Tagesbedarf von 15 mg Eisen: 1 Joghurt mit 2 EL Weizenkeimen (zum Frühstück) mit 1 Glas Orangensaft + 150 g Rinderfilet mit 100 g Bohnen, 100 g Erbsen und 200 g gekochten Vollkornreis (zum Mittagessen) + 50 g ungesalzene und ungeröstete Nüsse mit Obst (zwischendurch) + 2 Scheiben Vollkornbrot mit magerer Leberwurst bestrichen und Tomaten (zum Abendbrot).
Jod (J)	Männer und Frauen: – (15 bis 51 Jahre): 200 µg/Tag – (über 51 Jahre): 180 µg/Tag	Seefische, Garnelen, Muscheln, Hummer u.v.m., Milch, Eier, jodiertes Speisesalz	50 g Schellfisch oder 80 g Seelachs oder 100 g Scholle oder 170 g Kabeljau oder 400 g Thunfisch
Fluorid (F)	– Männer (15 bis 19 Jahre): 3,2 mg/Tag – Männer (über 19 Jahre): 3,8 mg/Tag – Frauen (15 bis 19 Jahre): 2,9 mg/Tag – Frauen (über 19 Jahre): 3,1 mg/Tag	Lachs, Heringsfilet, Makrele, Frankfurter Würstchen, Sojabohnen, fluoridiertes Speisesalz	1 l schwarzer Tee enthält circa 1 mg Fluorid. Außerdem liefern Garnelen, Fleisch und Milchprodukte Fluorid sowie auch fluoridiertes Speisesalz und fluoridhaltige Zahnpasta.
Zink (Zn)	– Männer: 10 mg/Tag – Frauen: 7,0 mg/Tag	Rind-, Schweinefleisch, Geflügel, Eier, Milch, Käse, Weizenvollkorn	Der Bedarf von 10 mg Zink wird gedeckt durch: 1 Joghurt mit 1 EL Weizenkeimen (zum Frühstück) mit 1 Glas Fruchtsaft + 150 g Schweineschnitzel mit Beilagen (zum Mittagessen) + 50 g ungesalzene und ungeröstete Nüsse mit Obst (zwischendurch) + 1 Scheibe Vollkornbrot mit 60 g Hartkäse und Rohkost (zum Abendbrot).
Selen (Se)	30–70 µg/Tag	Fleisch, Fisch, Eier, Linsen, Spargel, Pistazien, Paranüsse, Kokosnuss	30–70 g Paranüsse oder circa 20 g Pistazien oder nur 5–10 g Kokosnuss können den Bedarf an Selen abdecken.
Kupfer (Cu)	1,0–1,5 mg/Tag	Getreideprodukte, Leber, Fische, Schalentiere, Nüsse, Kakao, Schokolade, Kaffee, Tee, grünes Gemüse	100–150 g Hülsenfrüchte oder 125–175 g Vollkornbrot oder 75–100 g Pilze oder 25 bis 30 g Nüsse
Mangan (Mn)	2,0–5,0 mg/Tag	Tee, Lauch, Kopfsalat, Spinat, Erdbeeren, Haferflocken, Heidelbeeren	100–250 g Hülsenfrüchte oder 35–85 g Haferflocken oder 20–50 g Weizenkeime
Chrom (Cr)	30–100 µg	Fleisch, Leber, Eier, Haferflocken, Tomaten, Kopfsalat, Kakao, Pilze	30 bis 80 g Weizenkeime oder 60–200 g Vollkornbrot

(nach DGE 2000)

Spurenelemente: Symptome bei Mangel und Überdosierung

Spurenelemente	Mangelsymptome	Überdosierungserscheinungen
Eisen	– Abgeschlagenheit, Müdigkeit, Kopfschmerzen, gestörte Lernfähigkeit – gestörte Thermoregulation – Blutarmut (Eisenmangelanämie), Blässe – raue und spröde Haut, Mundwinkelrhagaden – verminderte Immunabwehr – Verstopfung – Rillen in den Fingernägeln, – Herzklopfen, Atemnot	– Dunkelfärbung des Stuhls – akute Vergiftungserscheinungen innerhalb kurzer Zeit (spätestens nach 2 Stunden) wie starkes Erbrechen, Magenschmerzen und Durchfall – spätere Symptome: Blutdruckabfall, Krämpfe, Leberentzündung, Schädigung von Bauchspeicheldrüse und Herzmuskel; tödlicher Ausgang möglich
Jod	– Kropfbildung, Struma – mentale Retardation (Kretinismus) – mentale Defekte – neuromuskuläre Beeinträchtigungen	– ab 1 Milligramm Jod pro Tag: Beschwerden im Mangen-Darm-Trakt, Hautausschläge, Schmerzen im Mund-Rachen-Bereich, Schleimhautveränderungen
Fluorid	– ein möglicher Zusammenhang zwischen Fluoridmangel und Osteoporose sowie Arteriosklerose muss noch genauer erforscht werden	– akute Vergiftungssymptome: Erbrechen, Krämpfe – chronische Überdosierungen: Fluorose mit fleckig entfärbtem, weichem Zahnschmelz; erhöhtes Osteoporoserisiko durch Kalziumauslagerungen
Zink	– Wachstumsdepression – verminderte Wundheilung – Appetitverlust – gestörtes Geruchs- und Geschmacksempfinden – Haut- und Hornhautveränderungen – geschwächte Immunabwehr	– akute Zinkvergiftung: Übelkeit, Erbrechen, Durchfall, Kopfschmerzen, Fieber, Bauchkrämpfe, beschleunigte Atmung, Kreislaufstörungen, Koma – chronische Überdosierungen: Kupfermangel mit den Folgen einer Blutarmut
Selen	– Myopathien – weiße Flecken an Nägeln – dünne und blasse Haare – Gelenksverformungen	– akute Selenvergiftungen selten, dann am Knoblauchgeruch der Atemluft erkennbar – weitere Symptome: Verdauungsstörungen, Kopfschmerzen, Haarausfall, Nervenveränderungen, erhöhte Kariesanfälligkeit, Fingernagelverlust
Kupfer	– gestörte Blutbildung, Anämie – Hypercholesterinämie – Appetitlosigkeit – Pigmentstörungen von Haut und Haaren – neurologische Störungen	– Brechreiz, starkes Erbrechen, Durchfall, Bauchkrämpfe – Geschwürbildung – Schockzustand – Leberveränderung, Nierenversagen – Tod
Mangan	– Gewichtsverlust – Dermatitis – Haar- und Nagelveränderungen – erniedrigte Cholesterin- und Triglyzeridwerte	– Konzentrationsstörungen, Gedächtnisprobleme, Müdigkeit, Depressionen – Schweißausbrüche – Impotenz – „Watschelgang“
Chrom	– verminderte Glukosetoleranz, Hyperglycämie, Glukosurie – Gewichtsverlust – verminderte Insulinsensitivität	– akute Chromvergiftungssymptome: starke Beschwerden im Magen-Darm-Bereich, Erbrechen, Bauchschmerzen, Durchfall, Schock, Nieren- und Leberschäden, tödlicher Verlauf möglich – chronische Vergiftungssymptome: Bindehautentzündung am Auge, Magenschleimhautentzündungen, Magengeschwüre

den Kohlenhydratstoffwechsel wichtig. Es übt außerdem einen Einfluss auf den Cholesterinstoffwechsel aus.

Chrom ist enthalten in Fleisch, Leber, Eiern, Haferflocken, Tomaten, Kopfsalat, Kakao und Pilzen. Zwischen 0,5 und maximal drei Prozent werden von der mit der Nahrung zugeführten Menge aufgenommen.

Allgemeine Merkmale eines eher selten vorkommenden Chrommangels sind Verwirrtheit, Stimmungsschwankungen, Konzentrationsstörungen, ein vermehrtes Wasserlassen mit Zucker im Urin (Glukosurie), Gewichtsverlust, Juckreiz, Muskelschwäche, Überzuckerung (Hyperglykämie) und eine verminderte Insulinwirksamkeit.

Die Toxizitätsschwelle für Chrom aus der Nahrung ist sehr niedrig, sodass auch Zufuhrwerte in Höhe von 200 Mikrogramm am Tag zu keinen Beeinträchtigungen geführt haben. Allerdings führt eine überhöhte Chromaufnahme zur Entzündung der Magenschleimhaut, zu Magengeschwüren, Darmblutungen, Nierenveränderungen, Schäden am Herzmuskel und zu einer verringerten Anzahl der weißen Blutkörperchen.

- **Gesamtbestand im Körper:** Während pro Deziliter Plasma circa 0,01 bis 0,05 Mikrogramm Chrom vorhanden sind, befinden sich 20 bis 30 Mikrogramm pro Kilogramm Chrom in Organen und Geweben.
- **Aufnahme und Stoffwechsel:** Zwischen 0,5 und maximal 3 Prozent des in der Nahrung enthaltenen Chroms werden im Körper aufgenommen. Bei der Verarbeitung von Lebensmitteln (Vermahlen von Getreide; Herstellung von Zucker) verringert sich die Chromkonzentration im Lebensmittel.
- **Ausscheidung und Verluste:** Die Ausscheidung von Chrom erfolgt hauptsächlich über die Niere (0,1 pro 1,5 Mikrogramm pro Liter). Circa 80 bis 97 Prozent werden wieder in den Stoffwechsel zurückgeführt. Geringe Mengen an Chrom gehen auch über Haare, Schweiß und Galle verloren.

Unzureichende Versorgung mit Spurenelementen

Zahlreiche Regulationsmechanismen gewährleisten trotz schwankender Zufuhren über die Nahrung eine gute Versorgung mit Spurenelementen für eine bestimmte Zeit, um notwendige Funktionen ausüben zu können. Allerdings kann dieser Zustand je nach Reservekapazität einzelner Spurenelemente unterschiedlich lang bestehen und macht sich dann in mehr oder weniger spezifischen Mangelsymptomen bemerkbar. Werden bestimmte Zufuhrmengen überschritten, sind bei allen Spurenelementen toxische Wirkungen nachzuweisen.

Zusammenfassung

Mineralstoffe, die im Körper in einer Konzentration von mehr als 50 Milligramm pro Kilogramm Körpergewicht vorliegen, bezeichnet man als Mengenelemente, solche mit geringerer Konzentration als Spurenelemente. Mineralstoffe versorgen den Körper nicht mit Energie, sind aber trotzdem lebenswichtig. Sie haben Einfluss auf zahlreiche Stoffwechsel- und Regelvorgänge. Eine Mangelversorgung kann ebenso wie eine Überdosierung zu erheblichen gesundheitlichen Beeinträchtigungen führen.

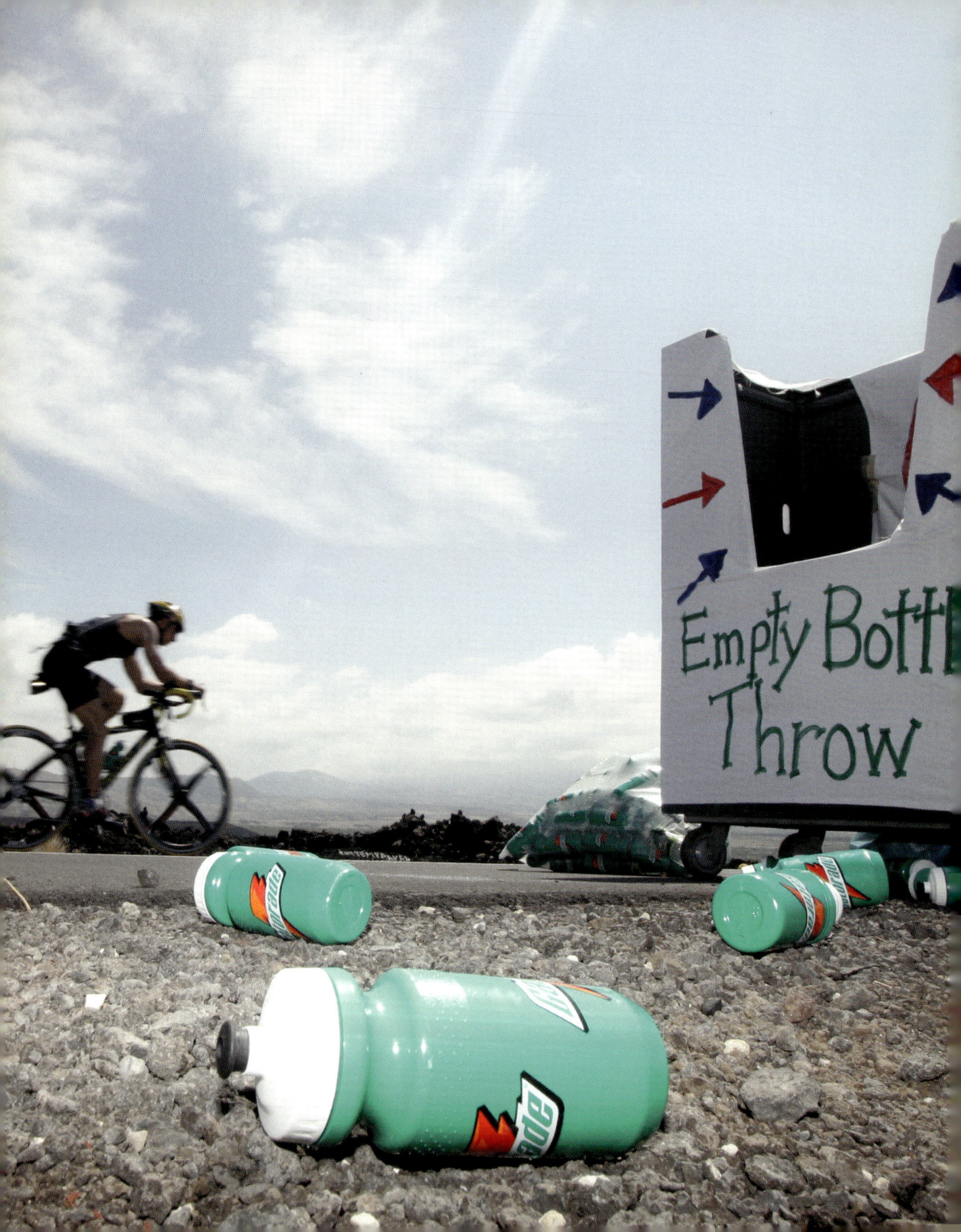
Empty Bott
Throw

Kapitel 8

Der Durst nach **Wasser**

Während der Mensch neun Wochen ohne feste Nahrung überleben kann, hält er es nur ein paar wenige Tage ohne Wasser aus. Besonders bei sommerlichen Ausdauerbelastungen ist das einfache Molekül, ohne das kein Leben denkbar wäre, besonders wichtig.

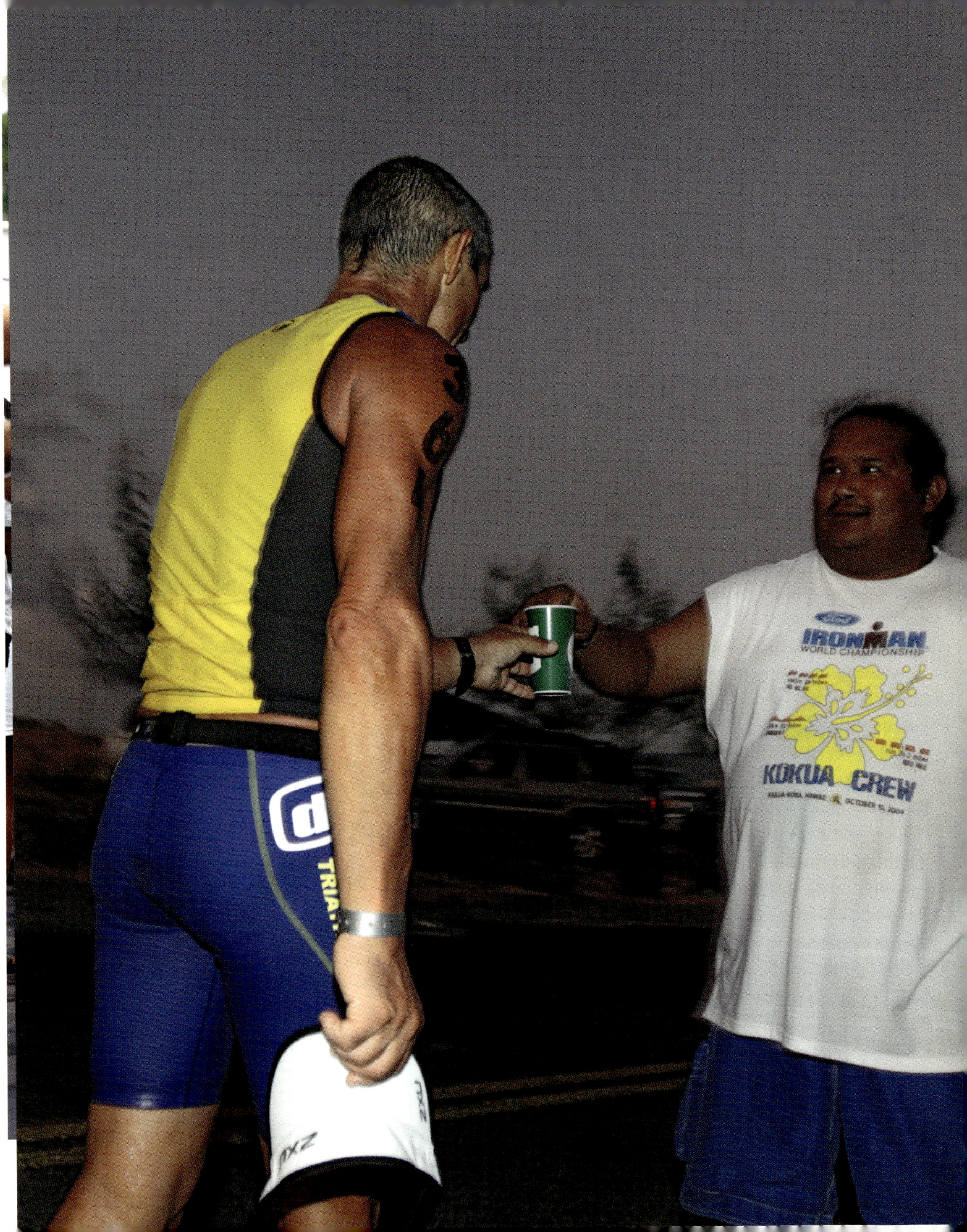
IRONMAN
WORLD CHAMPIONSHIP
KOKUA CREW

Wettkampf

Die optimale Ernährungsstrategie

Neben einem ausgeglichenen Wechselspiel zwischen sportlicher Aktivität und Erholung ist eine sportgerechte und gesunde Ernährung von größter Bedeutung für die körperliche und geistige Leistungsfähigkeit.

Eine bedarfsgerechte, abwechslungsreiche Ernährung sorgt für starke Knochen, kräftige Muskeln, gute Blutwerte, stabilisiert das Gewicht und schützt vor vielen ernährungsabhängigen Erkrankungen. Mithilfe einer ebenso gestärkten Immunabwehr sinkt die Infektanfälligkeit, und krankheitsbedingte Trainingsausfälle kommen seltener vor. Wenn die Basis stimmt, können kurz- und langfristige Erfolge erzielt werden. Neben dem gesundheitlichen Aspekt muss eine sportgerechte Ernährung den Körper mit allen lebensnotwendigen Nährstoffen versorgen, damit auf der Grundlage der erzielten Trainingsadaptionen weitere Leistungssteigerungen möglich sind. Je nach Belastungsphase (Ruhephase, Trainingsphase, Wettkampfphase, Erholungsphase) kommen dabei unterschiedliche Ernährungsstrategien zum Einsatz.

Rindfleisch – verantwortlich für viele Darmkrebserkrankungen?

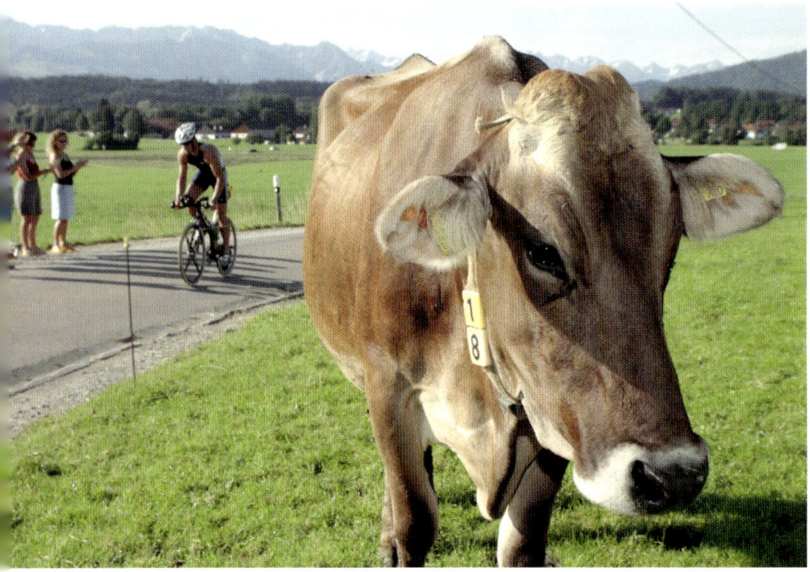

Die Basis ist Gold wert

Wie sollte ich mich grundsätzlich ernähren, um das Bestmögliche für meine Gesundheit sowie meine körperliche und geistige Leistungsfähigkeit zu erzielen? Die Basisernährung ist das A und O. Einen wichtigen Leitfaden dazu bilden die Empfehlungen der Deutschen Gesellschaft für Ernährung (DGE). Das Positive daran: Achtet man auf ein paar wichtige Aspekte in der Ernährung und wählt regelmäßig die richtigen Lebensmittel aus, dann verzeiht der Körper auch kleine Essenssünden. Das Risiko für ernährungsabhängige Erkrankungen wie Typ-2-Diabetes, Fettstoffwechselstörungen, Bluthochdruck, bestimmte Krebserkrankungen, Herz-Kreislauf-Erkrankungen und Arteriosklerose nimmt eindrucksvoll ab. So bestätigen Studien einen engen Zusammenhang zwischen einer obst- und gemüsereichen Ernährung und einem verringerten Risiko für bestimmte Krebserkrankungen. Wer viel Obst und Gemüse (mindestens 650 Gramm am Tag) verzehrt, hat ein geringeres Risiko, an bösartigen Tumoren im Mund-Rachen-Bereich, am Kehlkopf, in Speiseröhre, Magen und Dickdarm zu erkranken. Ebenso führt eine ballaststoffreiche Ernährung (Getreideprodukte) weniger zu Dickdarm- und Mastdarmtumoren, wohingegen der Konsum von rotem Fleisch und Fleischwaren die Entstehung fördert. Daher sollten Sie maximal 300 bis 600 Gramm Fleisch pro Woche essen und weniger rotes Fleisch. Aber auch die enorme Wirkung vieler sekundärer Pflanzenstoffe auf die Gesundheit sollte durch die richtige Lebensmittelauswahl genutzt werden. Zahlreiche Studien belegen blutdrucksenkende, krebspräventive, gedächtnissteigernde und entzündungshemmende Wirkungen.

Die richtige Basisernährung

Nach Angaben der DGE sollte sich jeder sportlich aktive Mensch, egal ob Hobby- oder Profisportler, kohlenhydratreich ernähren. Diese Empfehlung bedeutet, mindestens 55 Prozent der täglich zugeführten Energie in Form von Kohlenhydraten aufzunehmen. Weitere 30 bis 35 Prozent entfallen auf die Fette und die restlichen 10 bis 15 Prozent auf Eiweiß, was wiederum einer Zufuhr von 0,8 Gramm pro Kilogramm Körpergewicht entspricht und je nach sportlicher Aktivität auf 1,2 bis 1,7 Gramm pro Kilogramm Körpergewicht ansteigen kann. Von den Ballaststoffen sollten täglich mindestens 30 Gramm zugeführt werden. Damit das Ganze nicht zu theoretisch ist, werden die Empfehlungen zur Lebensmittelaufnahme in einer Ernährungspyramide dargestellt. Diese spiegelt zugleich die richtigen Mengenverhältnisse für die zu bevorzugenden Lebensmittel wieder. Sportlerinnen und Sportler, die mindestens fünf Stunden pro Woche trainieren, können sich zusätzlich an den auf der rechten Seite dargestellten Empfehlungen orientieren.

Folgende Kernaussagen stehen dabei im Mittelpunkt:

- Wählen Sie täglich Lebensmittel aus allen Ebenen aus.
- Berücksichtigen Sie bei Ihrer Auswahl die dargestellten Gewichtungen.
- Nutzen Sie die Lebensmittelvielfalt der einzelnen Lebensmittelgruppen.
- Bereiten Sie Ihre Speisen fettbewusst zu.
- Bevorzugen Sie schonende Garmethoden.
- Verzehren Sie einen Teil des Gemüses roh.

Die Ernährungspyramide beinhaltet als Basis eine ausreichende Flüssigkeitszufuhr von täglich einem bis zwei Litern. Geeignete Getränke sind Trink- und Mineralwasser, Früchte- oder Kräutertee. Koffeinhaltige Getränke wie Kaffee, schwarzer oder grüner Tee sollten maßvoll getrunken werden, da es individuell unterschiedlich große koffeinbedingte Wasserverluste geben kann. Die zweite und dritte Ebene der Ernährungspyramide beinhaltet Lebensmittel pflanzlicher Herkunft, die gute Lieferanten für Kohlenhydrate, Ballaststoffe, Vitamine und Mineralstoffe sind. Aufgrund des großen Gesundheitspotenzials einer gemüse- und obstreichen Ernährung empfiehlt die DGE täglich mindestens fünf Portionen zu essen („5 a day"). Nehmen Sie täglich etwa 250 Gramm Obst und 400 Gramm Gemüse (oder mehr) zu sich (siehe Kapitel 4). Je bunter und abwechslungsreicher die Auswahl, desto größer ist der Nutzen für die Gesundheit. Auf der vierten Ebene der Ernährungspyramide befinden sich die Lebensmittel tierischer Herkunft. Insbesondere die kalziumreichen und fettarmen Milchprodukte sollten beim Verzehr bevorzugt werden. Im Vergleich zu Lebensmitteln tierischer Herkunft (Ausnahme: Fisch) enthalten pflanzliche Lebensmittel in der Regel weniger Fett, sind cholesterolfrei und in der Fettsäurenzusammensetzung günstiger. Fische wie Lachs, Thunfisch, Makrele oder Aal sind die besten Lieferanten von Omega-3-Fettsäuren, die diese anders als bestimmte omega-3-haltige Pflanzenöle (zum Beispiel Leinöl oder Walnussöl) bereits in den fertigen Endstufen vorliegen haben.

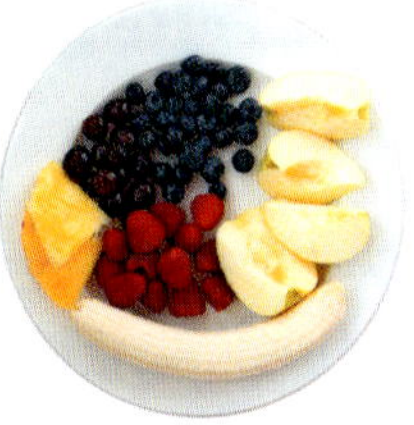

Die Deutsche Gesellschaft für Ernährung empfiehlt fünf Portionen Obst und Gemüse pro Tag

Omega-3-Fettsäuren haben neben vielen weiteren positiven Effekten auf die Gesundheit einen sehr günstigen Einfluss auf die

Zusammensetzung der Blutfette. Während frühere Studien zur Erzielung gesundheitlicher Vorteile einen Fischkonsum von mindestens ein- bis zweimal pro Woche empfohlen haben, fanden Forscher der renommierten Harvard School for Public Health heraus, dass auch bereits geringere Mengen nützlich sein können. Zudem müssten nicht unbedingt die fetthaltigeren und an Omega-3-Fettsäuren reicheren Fische wie Makrele, Aal oder Lachs bevorzugt werden. Die Arbeitsgruppe konnte feststellen, dass bereits ein Fischverzehr von mindestens einmal im Monat nachweislich das Schlaganfallrisiko senkt. Die Studie, an der 51.000 Ärzte, Zahnärzte, Apotheker und andere im medizinischen Bereich tätige Angestellte über einen Zeitraum von zwölf Jahren betreut und bezüglich ihrer Ernährungsgewohnheiten untersucht wurden, ergab, dass Männer mit einem Fischkonsum von ein- bis dreimal pro Monat ein um 43 Prozent reduziertes Schlaganfallrisiko haben, während es bei Männern, die mindestens fünfmal pro Woche Fisch aßen, nur unwesentlich mehr, nämlich um 46 Prozent verringert war. Das bestätigt die sehr effiziente Wirkung auch kleiner Fischverzehrmengen. Die Forscher stellten außerdem fest, dass Männer, die zwei- bis dreimal pro Monat weißfleischige Garnelen aßen, ihr Infarktrisiko ähnlich gut senken konnten wie jene, die wesentlich öfter dunkelfleischige und damit Fische mit einem höheren Gehalt an Omega-3-Fettsäuren verzehrten. Damit scheint es außer den Omega-3-Fettsäuren noch andere Substanzen im Fisch zu geben, die für die Absenkung des Infarktrisikos von großer Bedeutung sind.

Die Schweizerische Gesellschaft für Ernährung empfiehlt, pro Tag drei Portionen Milch oder Milchprodukte zu verzehren

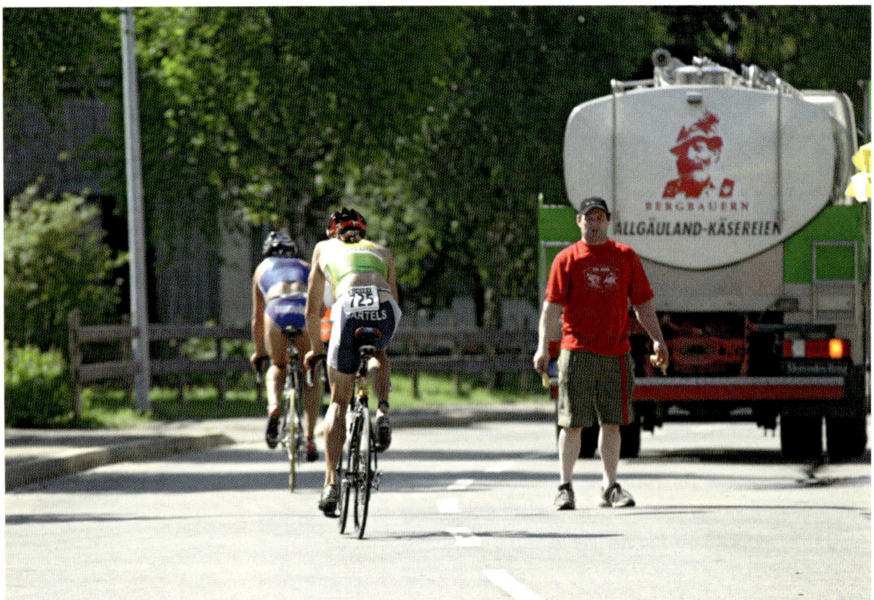

Bezüglich des Fleischkonsums empfiehlt die DGE, zwei- bis dreimal pro Woche Fleisch und Fleischwaren zu konsumieren. Die Menge sollte maximal 600 Gramm pro Woche betragen. Aus gesundheitlichen Gründen (Krebsprävention) sollte der Anteil an rotem Fleisch gering sein. In Verbindung mit regelmäßiger körperlicher Aktivität und dem Verzicht auf Rauchen kann man davon ausgehen, dass über 80 Prozent der Herz-Kreislauf-Erkrankungen, 70 Prozent der Schlaganfälle und 90 Prozent der Erkrankungen am Diabetes Typ 2 durch eine traditionelle mediterrane Ernährungsweise verhindert werden können. Die mediterrane Kost enthält viel Obst und Gemüse, Vollkorngetreide, Fisch und den täglichen Konsum moderater Menge an Alkohol. Außerdem kommen so gut wie keine Transfettsäuren vor, wohingegen viele Omega-3- und einfach ungesättigte Fettsäuren über Fische und Olivenöl zugeführt werden. Weitere Studien bestätigen insbesondere die Reduzierung des Schlaganfallrisikos.

Beispielhafter Ernährungsplan für einen Hobbytriathleten (70 Kilogramm) mit einem Trainingspensum von fünf Stunden pro Woche und mittlerer Arbeitsbelastung

Mahlzeiten	Speisen	Getränke
Frühstück	6 EL Amaranth-Müsli mit jeweils 1 TL geschroteten Leinsamen und Weizenkeimen, dazu 200 g fettarmer Joghurt und 1 Banane	200 ml Orangensaft, evtl. 1 Tasse Kaffee
Zwischenmahlzeit 1	1 Apfel und 1 Müsliriegel	500 ml Saftschorle
Mittagessen	1 Portion Nudeln mit Gemüse und Putengeschnetzeltem, dazu ein Rohkostsalat mit einer Essig-Öl-Marinade	250 ml Mineralwasser
Zwischenmahlzeit 2	1 Fruchtschnitte	250 ml Saftschorle, evtl. 1 Tasse Kaffee
Abendessen	4 Scheiben Vollkornbrot mit Diätmargarine, dazu Edamer, Camembert, Thunfischaufstrich, magere Leberwurst und gekochter Schinken, 3 Tomaten	500 ml Mineralwasser
Spätmahlzeit	1 Portion Obstsalat	250 ml Wasser

Nährstoffrelationen:
3.100 kcal
54 % Kohlenhydrate
14 % Eiweiße
32 % Fette

Beispielhafter Ernährungsplan für eine Hobbytriathletin (60 Kilogramm) mit einem Trainingspensum von vier Stunden pro Woche und mittlerer Arbeitsbelastung

Mahlzeiten	Speisen	Getränke
Frühstück	4 EL Amaranth-Müsli mit jeweils 1 TL geschroteten Leinsamen und Weizenkeimen, dazu 150 g fettarmer Joghurt	200 ml Orangensaft, evtl. 1 Tasse Kaffee
Zwischenmahlzeit 1	1 Banane und 3 Vollkornkekse	250 ml Saftschorle
Mittagessen	1 Portion Reis mit Gemüse und Putengeschnetzeltem, dazu ein Rohkostsalat mit einer Essig-Öl-Marinade	250 ml Mineralwasser
Zwischenmahlzeit 2	1 Müsliriegel, 1 Apfel	250 ml Saftschorle, evtl. 1 Tasse Kaffee
Abendessen	3 Scheiben Vollkornbrot mit Diätmagarine, dazu Edamer, Camembert und Thunfischaufstrich, 2 Tomaten	500 ml Mineralwasser
Spätmahlzeit	1 Portion Obstsalat	250 ml Wasser

Nährstoffrelationen:
2.500 kcal
53 % Kohlenhydrate
15 % Eiweiße
32 % Fette

Die besten Lebensmittel für Triathleten

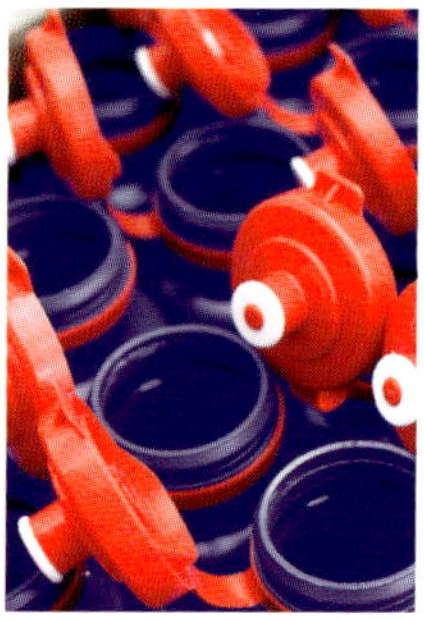

Ihr Energiebedarf hängt natürlich sehr stark von Ihrem Energieverbrauch ab. Je aktiver Sie sind, desto mehr dürfen Sie auch verzehren. Wer sich nur wenig bewegt, nimmt schnell zu. Wer sich oft und für längere Zeit sportlich betätigt, kann auch entsprechend mehr Energie zu sich nehmen. Die Richtwerte für die durchschnittliche Energiezufuhr liegen nach Angaben der DGE für Männer bzw. Frauen im Alter von 19 bis 25 Jahren bei 3.000 bzw. 2.400 Kilokalorien und im Alter von 25 bis 51 Jahren bei 2.900 bzw. 2.300 Kilokalorien am Tag. Männer und Frauen im Alter von 51 bis 65 Jahren dürfen bei normaler Tätigkeit 2.500 bzw. 2.000 Kilokalorien am Tag zu sich nehmen.

Wer mehr als fünf Stunden pro Woche Sport treibt, kann auch mehr Energie zu sich nehmen. Die Lebensmittelpyramide veranschaulicht dabei sehr gut, wovon ein Sportler mehr essen sollte. Ein Mehrbedarf besteht vor allem für die kohlenhydrathaltigen Lebensmittel auf der dritten Ebene in der Basisernährung und während Ausdauerbelastungen in Form spezieller Sportprodukte. Ein weiterer Unterschied zur Ernährung des Nichtsporttreibenden ist die zusätzliche Flüssigkeitszufuhr von 0,8 beziehungsweise maximal 0,9 Liter pro Belastungsstunde. Dem erhöhten Eiweißbedarf des Sportlers wird auch eine kohlenhydratbetonte Kost ohne Probleme gerecht. Eine zusätzliche Einnahme von Eiweißpräparaten ist aus quantitativer Sicht nicht notwendig.

Die Ernährung vor Training und Wettkampf

Nicht nur der letzte Tag vor der Belastung, sondern die letzten zurückliegenden Wochen sind entscheidend für das erfolgreiche Absolvieren einer sportlichen Aktivität. Für ein Ausdauertraining können unterschiedliche Trainingsschwerpunkte mit verschiedenen Ernährungsstrategien sinnvoll sein.

Nüchtern ins Fettstoffwechseltraining

Wer regelmäßig und langandauernd trainiert, optimiert ganz automatisch seinen Fettstoffwechsel. Der Körper passt sich den Trainingsbedingungen an und schafft beste Voraussetzungen für eine effiziente Energiebereitstellung. Durch zusätzliche Ernährungsmaßnahmen können verstärkte Akzente im Fettstoffwechsel gesetzt werden. Belastungseinheiten von geringer bis moderater Belastungsintensität (50 bis 65 Prozent VO_2max) können bei gleichzeitiger Kohlenhydrateinsparung den Fettstoffwechsel trainieren. Insbesondere die richtige Belastungsintensität ist eine wichtige Voraussetzung für den Fettstoffwechsel. Denn nur bei einer ausreichenden Sauerstoffversorgung, die bei moderaten Belastungseinheiten gegeben ist, kann genügend Fett verstoffwechselt werden. Welche Belastungsintensität für einen persönlich am besten ist, kann anhand von leistungsdiagnostischen Tests ermittelt werden. Nach Angaben amerikanischer Wissenschaftler kann von einer maximalen Fettverbrennungsrate in einem Bereich von 60,2 bis 80 Prozent der maximalen Herzfrequenz ausgegangen werden. Bei Belastungsintensitäten von mehr als 85 Prozent der maximalen Sauerstoffaufnahme nimmt die Fettverbrennung deutlich ab, da das dabei entstandene Laktat (Milchsäure) aus der Verwertung der Kohlenhydrate die Verbrennung der freien Fettsäuren behindert. Viele Athleten schwören auf das frühmorgendliche Training im nüchternen Zustand, um den Fettstoffwechsel anzukurbeln. Das hat den Vorteil, dass über Nacht die Kohlenhydratreserven der Leber nahezu entleert sind. Zudem gibt es keine hemmenden Einflüsse der mit dem Frühstück zugeführten Nährstoffe und der damit verbundenen Insulinausschüttung auf den Fettstoffwechsel. Werden dagegen vor dem Training Kohlenhydrate zugeführt, wird der Fettstoffwechsel um etwa 35 Prozent gehemmt. Dieser hemmende Einfluss scheint sogar für eine Zeit von sechs bis acht Stunden nach der Nahrungsaufnahme gegeben zu sein, was wiederum den Vorteil eines frühmorgendlichen Nüchterntrainings erklären lässt. Während des Trainings sollte deshalb bestenfalls Wasser getrunken werden. Übrigens: Laufen trainiert den Fettstoffwechsel stärker als Radfahren.

Wird dagegen ein Tempo- oder Intervalltraining durchgeführt, ist ein kohlenhydratreiches Frühstück zur Umsetzung der vollen Leistung empfehlenswert. Eine andere Alternative stellt folgende Trainingsplanung dar: Nach einem kohlenhydratreichen Frühstück wird eine intensive Belastungseinheit durchgeführt, die eine Verminderung der Glykogenspeicher zur Folge hat. Anschließend dürfen eiweißbetonte und fetthaltige Lebensmittel, die keine oder nur wenige Kohlenhydrate beinhalten, verzehrt werden. Eine spätere zweite Trainingseinheit, die mindestens sechs Stunden später erfolgt, wird dann mit moderater Intensität durchgeführt. Der Fettstoffwechsel läuft aufgrund der bereits angezapften Glykogenspeicher sehr effizient. Hohe Belastungsreize sind kaum umzusetzen und können eine Unterzuckerung auslösen. Wer zu viel Fettstoffwechseltraining betreibt, riskiert einen Einbruch im Kohlenhydratstoffwechsel. Die für den Kohlenhydratstoffwechsel notwendigen Enzymsysteme werden teilweise in ihrer Aktivität verringert, was zu einer Verminderung der Kohlenhydratverwertung und -einlagerung führt. Im Gegenteil dazu erhöht sich die

Klassisches Carboloading: hart trainieren, kohlenhydratarm essen – und dann umgekehrt

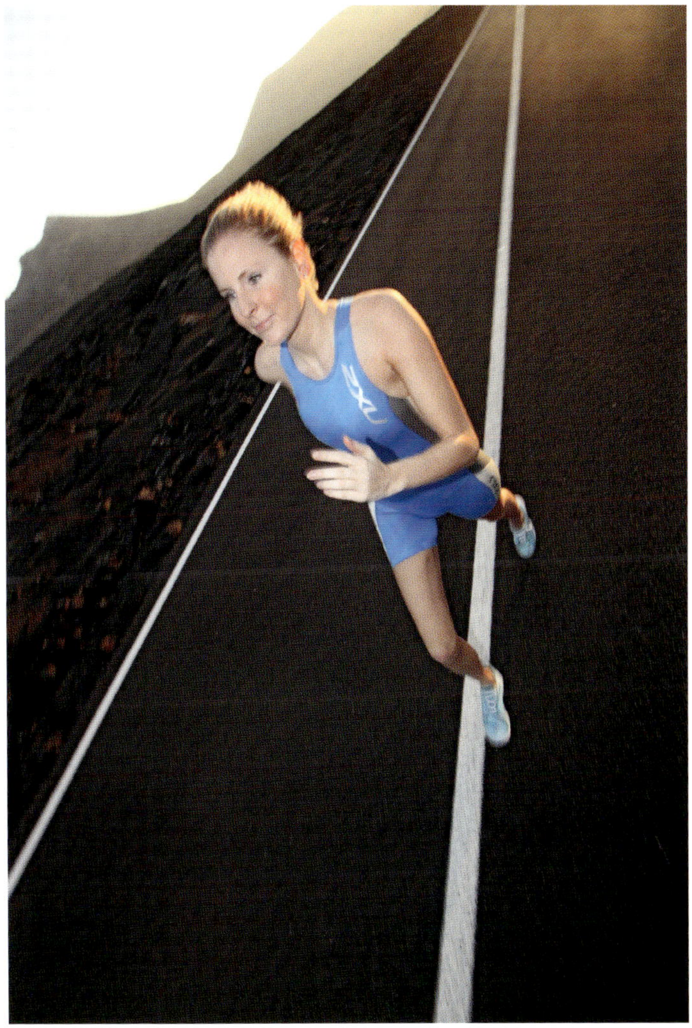

Verwertung der Fette. Sind allerdings während eines Wettkampfes Zwischenspurts oder „Ausreißer-Aktionen" von taktischer Bedeutung, dann sollte ein Fettstoffwechseltraining nicht forciert werden, um diese hohen Belastungsintensitäten mit ausreichender Kohlenhydratpower absolvieren zu können. Die bekannteste leistungssteigernde Ernährungsmaßnahme vor wichtigen Wettkämpfen ist das Carboloading. Mit dieser Methode ist das maximale Aufladen der körpereigenen Kohlenhydratspeicher in Leber und Muskulatur gemeint.

Mythos Carboloading

Ursprünglich wurde das Carboloading in den 60er-Jahren entwickelt. Es verschafft Ausdauersportlern bei Wettkämpfen von mehr als 90 Minuten Dauer klare Leistungsvorteile. Kennzeichnend dafür ist eine drei bis vier Tage dauernde Entleerungsphase sowie eine darauf folgende, ebenfalls drei bis vier Tage andauernde Ladephase. Während in den ersten vier Trainingstagen sehr intensiv bei gleichzeitig kohlenhydratarmer Ernährung trainiert wurde, folgten in der anschließenden Ladephase kohlenhydratreiche Ernährung und nur noch geringes Training. Das Ergebnis waren gut gefüllte Kohlenhydratspeicher, die die Ausdauerleistung verbessern können. Mittlerweile wird das Carboloading meistens in abgewandelten Formen praktiziert. In der Praxis hatte man festgestellt, dass eine Entleerungsphase, die viele Sportler als sehr schwierig empfunden hatten, nicht notwendig ist. Dagegen reicht es aus, das Training etwa vier Tage vor einem Wettkampf zu reduzieren und sich dabei sehr kohlenhydratbetont (sieben bis zwölf Gramm Kohlenhydrate pro Kilogramm Körpergewicht) zu ernähren. Auch diese sanftere Form führt zu einem erfolgreichen Anheben der Muskelglykogenspeicher mit einem sehr positiven Effekt auf die Ausdauerleistungsfähigkeit. Nur mit vollen Kohlenhydratspeichern können optimale Leistungen erzielt werden. Doch damit die Glykogenspeicher optimal gefüllt werden, muss sich der Sportler sehr kohlenhydratreich (sieben bis zehn Gramm Kohlenhydrate pro Kilogramm Körpergewicht) ernähren. Die Tabelle gibt dazu einige Beispiele.

Die Energiezufuhr erfolgt dabei zu 66 Prozent über Kohlenhydrate, was einer Aufnahme von neun Gramm pro Kilogramm Körpergewicht (bei einem Sportler mit 70 Kilogramm) entspricht, zu zwölf Prozent über Eiweiße (1,6 g pro kg Körpergewicht) und zu 22 Prozent über Fette. Die Kohlenhydratzufuhr kann zum Beispiel durch den Verzehr spezieller kohlenhydratreicher Energieriegel noch weiter gesteigert werden, denn ohne den Einsatz professioneller, sehr kohlenhydratbetonter Sportprodukte ist

Speisenvorschläge zur kohlenhydratreichen Ernährung (Sportler, 70 Kilogramm)

Mahlzeit	kohlenhydratreiche Speisenvorschläge
Frühstück	Joghurt oder Milch mit 60 g Cornflakes, 3 EL Honig und 1 Banane, dazu 250 ml Orangensaft (Fruchtgehalt 100 %)
Zwischenmahlzeit	1 Brötchen mit Marmelade und 250 ml Apfelsaftschorle (2:1)
Mittagessen	Reis-Gemüse-Pfanne mit 100 g Putenfleisch, Karotten-Mais-Salat mit Essig-Öl-Marinade und 500 ml Traubensaftschorle (2:1)
Zwischenmahlzeit	Schmelzflocken mit Banane, Erdbeeren und etwas Joghurt, 40 g Trockenobst, 1 Glas Mineralwasser
Abendessen	4 bis 5 Scheiben Brot mit fettarmem Belag, 2 bis 3 Gläser isotonisches Getränk
Spätmahlzeit	1 Portion Obstsalat oder Toastbrot mit Honig oder Getreideriegel, 500 ml kohlenhydratreiches Getränk, 30 g Weingummibonbons

eine sehr hohe Kohlenhydrataufnahme kaum realisierbar. Damit das Carboloading optimal funktioniert, ist es wichtig, das Training während dieser Zeit (ein bis vier Tage vor der Belastung oder dem Wettkampf) stark zu reduzieren. Während dieser Phase spielen Ballaststoffe eine untergeordnete Rolle.

Einen wichtigen Beitrag liefern an dieser Stelle auch fettarme Zuckerlieferanten wie Limonaden, Konfitüre, Honig, Pudding oder gezuckerte Früchte. Außerdem muss im Zusammenhang mit dem Carboloading erwähnt werden, dass es zu einer Gewichtszunahme von etwa zwei Kilogramm kommt: Pro Gramm Glykogen werden neben Kalium 2,7 Gramm Wasser eingelagert.

Gibt es neben dem Carboloading auch ein Fettloading?

Neben den limitierten Kohlenhydratspeichern, die ohne Kohlenhydratnachschub nach einer Belastung von 90 Minuten zur Neige gehen, hat der Sportler noch Triglyzeride (Fett) in den Muskelzellen gespeichert. Gut ausdauertrainierte Sportler besitzen größere Triglyzeridspeicher, die während weniger intensiver Ausdauerbelastungen (weniger als 65 Prozent der VO_2max; drei bis vier Stunden) besser genutzt werden und die begrenzten Kohlenhydratspeicher schonen können. Man vermutet, dass trotz gut gefüllter Kohlenhydratspeicher und vorschriftsmäßiger Kohlenhydrateinnahme während der Belastung die muskulären Glykogenspeicher für maximal vier Stunden Energie liefern. Es ist also von größter Bedeutung für einen Ausdauersportler, sämtliche Ernährungsstrategien anzuwenden, um den größtmöglichen Nutzen für seine sportliche Leistungsfähigkeit zu ziehen. Durch das sogenannte Fettloading können mithilfe einer fettreichen Ernährung die Triglyzeridvorräte innerhalb von 24 Stunden über das anfängliche Ausgangsniveau hinaus aufgeladen werden. Es ist allerdings zu beachten, dass sich beide Speicher, also für Fett und für Kohlenhydrate, nicht gleichzeitig füllen lassen. Deshalb kann es sinnvoll sein, sich zunächst fettreich zu ernähren (maximal für fünf Tage), um dann drei Tage vor der Belastung oder dem Wettkampf sehr kohlenhydratreich zu essen. Forscher konnten nach diesem Schema Vorteile wie eine höhere Fettverbrennung und einen geringeren Glykogenverbrauch während eines Ausdauerwettkampfs beobachten. Allerdings gibt es diesbezüglich auch kritische Stimmen, die nicht von einem „Glykogen-Spareffekt" durch Fettloading sprechen, sondern von einer Runterregulierung, die wiederum eine verringerte Kohlenhydratverwertung nach sich zieht. Es bedarf noch weiterer Forschungsergebnisse, um eindeutige Empfehlungen zum Fettloading (wie zum Beispiel bei Ultra-Ausdauerbelastungen) geben zu können.

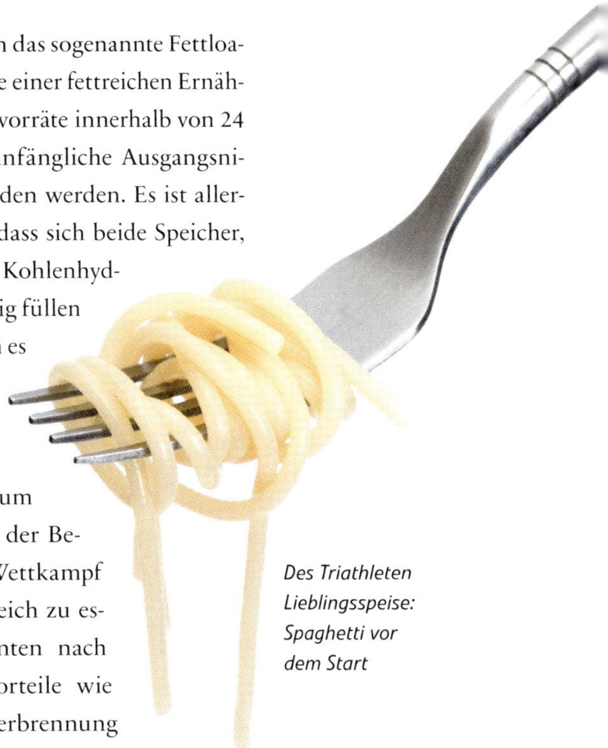

Des Triathleten Lieblingsspeise: Spaghetti vor dem Start

Grundsätzlich ist es wichtig, neue Ernährungsstrategien wie das Fettloading zunächst während des Trainings auszuprobieren und dafür auch für die Gesundheit förderliche Fettlieferanten auszuwählen. Nicht alle Ausdauerathleten schwören auf dieses Ernährungskonzept und entscheiden sich deshalb bewusst nur für ein Carboloading.

Ernährung am Trainings- und Wettkampftag

Der Verzehr kohlenhydrathaltiger Speisen drei bis vier Stunden vor Wettkampfbeginn trägt zur Auffüllung der muskulären Kohlenhydratspeicher bei und hat damit einen leistungssteigernden Effekt, der insbesondere in Verbindung mit einer gezielten Kohlenhydratgabe während einer Belastung von mehr als 90 Minuten zum Tragen kommt. Der Kohlenhydratgehalt der Speisen sollte dazu zwischen 200 und 330 Gramm liegen. Für den Triathleten ist dies besonders wichtig, da er während des Schwimmens keine Kohlenhydrate zuführen kann und somit von der Kohlenhydrateinnahme vor der Belastung profitiert. Um das Risiko einer Unterzuckerung, das bei jedem unterschiedlich stark ausgeprägt ist, so gering wie möglich zu halten, wird empfohlen, 90 Minuten vor Belastungsbeginn keine oder eventuell 60 Minuten vor Belastungsbeginn mehr als 60 g Kohlenhydrate (Verträglichkeit!) zuzuführen. Aber auch das sollte jeder Athlet für sich im Training herausfinden. Während des Aufwärmens oder fünf Minuten vor dem Start können Sportler, die zur Unterzuckerung neigen, weniger schnell verfügbare Kohlenhydrate (mit einem niedrigen bis mittleren Glykämischer Index) verzehren. Leistungssteigernde Effekte einer Kohlenhydratgabe unmittelbar vor Belastungsbeginn konnten bisher nicht bewiesen werden. Dagegen ist eine regelmäßige und mengenmäßig abgestimmte Kohlenhydrateinnahme während des Rennens ab dem Start für Ausdauerbelastungen leistungssteigernd, da die körpereigenen Vorräte geschont werden können.

Trinken während des Wettkampfs – der richtige Mix aus Menge und Konzentration

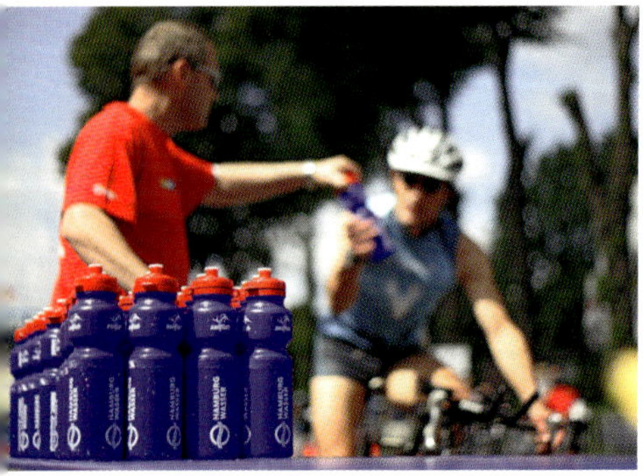

Fazit: Sportler können von einer Kohlenhydratzufuhr vor Wettkampfbeginn und während der Belastung profitieren, da die verzehrten Kohlenhydrate zur Schonung der limitierten Kohlenhydratspeicher beitragen.

Die wichtigsten Ernährungsstrategien vor einem Wettkampf

- Achten Sie bei allen Speisen grundsätzlich immer auf die Verträglichkeit. Fett-, eiweiß- oder ballaststoffreiche Lebensmittel liegen länger im Magen-Darm-Trakt als eine kohlenhydratreiche Speise.
- Damit die vor der Belastung verzehrte Nahrung so gut wie möglich verdaut ist, sollten Sie mindestens drei bis vier Stunden vor dem Start ihre letzte größere Mahlzeit zu sich nehmen. Geeignete Speisen sind kohlenhydratreiche Lebensmittel wie Teigwaren, Kartoffeln oder Reis mit fettarmen Soßen, belegte Brote, Getreideflocken mit etwas Joghurt oder Milch (gegebenenfalls verdünnen), Milchreis mit Banane und Zimt oder pürierte Gemüsesuppen (aus gut bekömmlichen Gemüsesorten) mit Brot. Trinken Sie stets ausreichend!
- Drei bis vier Stunden vor Belastungsbeginn führen Sie 200 bis 300 Gramm Kohlenhydrate zu.
- In der letzten Stunde vor dem Start gilt es, je nach Klimasituation ausreichend zu trinken.
- Beim Aufwärmen und fünf Minuten vor dem Start können Sie schluckweise kohlenhydrathaltige Getränke zuführen. Bei Unterzuckerungsgefahr bevorzugen Sie weniger schnell verfügbare Kohlenhydratlieferanten.

Beispielhafter Ernährungsplan während eines Radwettkampfes

Zeitpunkt	Getränke	Speisen
eine Stunde vor Belastungsbeginn	3 bis 6 mg Koffein pro Kilogramm Körpergewicht	–
beim Aufwärmen	etwas kohlenhydratreiche Flüssigkeit	–
5 min vor Belastungsbeginn	etwas kohlenhydratreiche Flüssigkeit	–
in der ersten Belastungsstunde	kontinuierliche Kohlenhydrat- und Flüssigkeitsaufnahme ca. alle 15 min, je 15 g Glucose oder 20–22 g einer Kohlenhydratmischung mit 150–200 ml Wasser, falls vor Belastungsbeginn keine Koffeinzufuhr erfolgte, kann nachfolgend Koffein (z. B. in den Gels) enthalten sein	–
in der zweiten Belastungsstunde	150–200 ml leicht hypotones Getränk oder isotones Sportgetränk alle 15 min	Falls das Getränk hypoton ist, können kohlenhydrathaltige Lebensmittel wie z. B. koffeinhaltige* Gels (ca. 2 Stück/h), Riegel (ca. 1,5 Stück/h) oder beides (1 Riegel und 1 Gel) zusätzlich verzehrt werden.
in der dritten Belastungsstunde	150–200 ml salzhaltige Flüssigkeit (mindestens 250 mg Natrium/l) alle 15 min	Entweder 2–3 koffeinhaltige Gels alle 15–20 min oder 1,5 Riegel, aufgeteilt in kleine Happen; beides sollte gleichzeitig mit der Flüssigkeitsaufnahme erfolgen.
ab der dritten Belastungsstunde	150–200 ml leicht hypotone bis isotone Sportgetränke alle 15 min; koffeinhaltige Getränke können erfrischend wirken	Der Wunsch nach kaubaren Nahrungsmitteln kann zunehmen; kohlenhydratreiche Reiskuchen, fettarm belegte Brötchen (z. B. mit 2 TL Honig, enthält ca. 35 g Kohlenhydrate), reife Bananen (100 g liefern ca. 20 g Kohlenhydrate) können zu den oben genannten Sportprodukten zusätzliche Alternativen sein.

**Anmerkung: Ein 70 Kilogramm schwerer Sportler kann aus Gründen der leistungsunterstützenden Wirkung drei bis sechs Milligramm Koffein während der Belastung zuführen. Das entspricht einer Koffeinmenge von 210 bis 420 Milligramm. Diese ist beispielsweise in 4 bis 8,5 Gels enthalten. Cola enthält im Vergleich dazu 46 Milligramm Koffein pro 330 Milliliter.*

Beispielhafter Ernährungsplan während eines Laufwettkampfes

Zeitpunkt	Getränke	Speisen
eine Stunde vor Belastungsbeginn	3 bis 6 mg Koffein pro Kilogramm Körpergewicht	–
beim Aufwärmen	etwas kohlenhydratreiche Flüssigkeit	–
5 min vor Belastungsbeginn	etwas kohlenhydratreiche Flüssigkeit	–
in der ersten Belastungsstunde	kontinuierliche Kohlenhydrat- und Flüssigkeitsaufnahme ca. alle 15 min, je 15 g Glucose oder 20–22 g einer Kohlenhydratmischung mit 150–200 ml Wasser, falls vor Belastungsbeginn keine Koffeinzufuhr erfolgte, kann nachfolgend Koffein (z.B. in den Gels) enthalten sein	–
in der zweiten Belastungsstunde	ab ca. 90 min 150–200 ml hypotones oder isotones Sportgetränk alle 15 min	Falls das Getränk hypoton ist, können kohlenhydrathaltige Lebensmittel wie z. B. koffeinhaltige Gels (ca. 2 Stück/h) zusätzlich verzehrt werden.
in der dritten Belastungsstunde	150–200 ml leicht hypotone Flüssigkeit (mindestens 250 mg Natrium/l) alle 15 min	2–3 koffeinhaltige* Gels alle 15–20 min oder 1/2 Riegel plus 1–2 Gels, aufgeteilt in kleine Happen. Beides sollte gleichzeitig mit der Flüssigkeitsaufnahme (Wasser) erfolgen.
längere Belastungsdauer	150–200 ml leicht hypotone bis isotone Sportgetränke mit einer ausreichenden Natriumkonzentration. Koffeinhaltige Getränke wirken erfrischend, sollten jedoch leicht hypotone bis isotone Getränke nicht vollständig ersetzen.	Je nach Verträglichkeit können auch andere Lebensmittel zum Einsatz kommen. Empfehlenswerte Menge: maximal 60–80 g Kohlenhydrate/h.

Beispielhafter Ernährungsplan während eines Triathlons

Zeitpunkt	Getränke	Speisen
ca. 30 min vor dem Start	150 ml Flüssigkeit (z. B. isotones Sportgetränk)	–
beim Aufwärmen und 5 min vor Belastungsbeginn	etwas kohlenhydratreiche Flüssigkeit zuführen	
beim Schwimmen	–	–
beim Radfahren	zu Beginn 100 ml Flüssigkeit, danach alle 15–20 min 150–200 ml hypotones oder isotones Getränk	Zu Beginn ein koffeinhaltiges* Gel zur Flüssigkeitszufuhr, (insgesamt ca. 2–3 Gels/h, alle 15–20 min) oder 1 Gel und 1 Riegel (aufgeteilt auf kleinere Portionen)/h
beim Laufen	alle 15–20 min 150–200 ml leicht hypotone Flüssigkeit (mindestens 250 mg Natrium/l)	2–3 koffeinhaltige Gels, alle 15–20 min oder 1/2 Riegel plus 1–2 Gels, aufgeteilt in kleine Happen. Beides sollte gleichzeitig mit der Flüssigkeitsaufnahme erfolgen.

**Anmerkungen: Im Vergleich zum Radfahren werden während des Laufens die flüssigen Energiespender meistens besser vertragen und aufgenommen.*

Ernährungsstrategien während eines Triathlonwettkampfs

Ein richtiges Ernährungsmanagement, insbesondere während längerer Ausdauerbelastungen, ermöglicht es Ihnen, die Leistung für längere Zeit aufrechtzuerhalten – vorausgesetzt, die Basisernährung der letzten Tage und Wochen stimmt. Der Faktor, der als Erstes die Leistungsfähigkeit begrenzt, ist Wasser. Deshalb kommt insbesondere einer ausreichenden Flüssigkeitszufuhr eine große Bedeutung zu.

Trinken: nicht zu wenig, aber auch nicht zu viel

Eine gute Flüssigkeitsversorgung hat einen entscheidenden Einfluss auf unsere Leistungsfähigkeit. Interessanterweise können gleiche Flüssigkeitsdefizite individuell unterschiedliche Folgen haben. Während einige Sportler bereits bei einem Flüssigkeitsverlust von zwei Prozent deutliche Leistungseinbußen verspüren, können andere mit Defiziten von bis zu sechs Prozent optimale und erfolgreiche Leistungen erbringen. Studien belegen oftmals bei Siegern im Marathon eine Dehydratation von fünf Prozent, deren Vorteil in der Gewichtsabnahme vermutet wird. Die allgemeinen Trinkempfehlungen lauten, alle 15 bis 20 Minuten 150 bis 200 Milliliter Flüssigkeit zuzuführen (800 Milliliter pro Belastungsstunde). Da die maximale Magenentleerungsrate bei etwa 0,9 bis 1,0 Liter pro Stunde liegt, sollte auch nicht mehr als ein Liter getrunken werden. Die beste Empfehlung jedoch ist es, seine persönliche Trinkmenge zu berechnen. Wie das funktioniert, können Sie in Kapitel 8 „Der Durst nach Wasser“ nachlesen. Dabei muss berücksichtigt werden, dass warmes Wetter den Flüssigkeitsbedarf ansteigen lässt! Am besten ist es, wenn man dieses Szenario für verschiedene Situationen (Wettkampf, Training, unterschiedliche Jahreszeiten) durchspielt und somit sein eigenes Trinkkonzept findet.

Oftmals liegen allerdings die Schweißverluste höher, als Flüssigkeit mit Getränken aufgenommen werden kann. Es ist deshalb wichtig, schon vor dem Wettkampf ausreichend

Testen Sie vor dem Wettkampf unbedingt Ihre Nahrungsstrategie auf Verträglichkeit

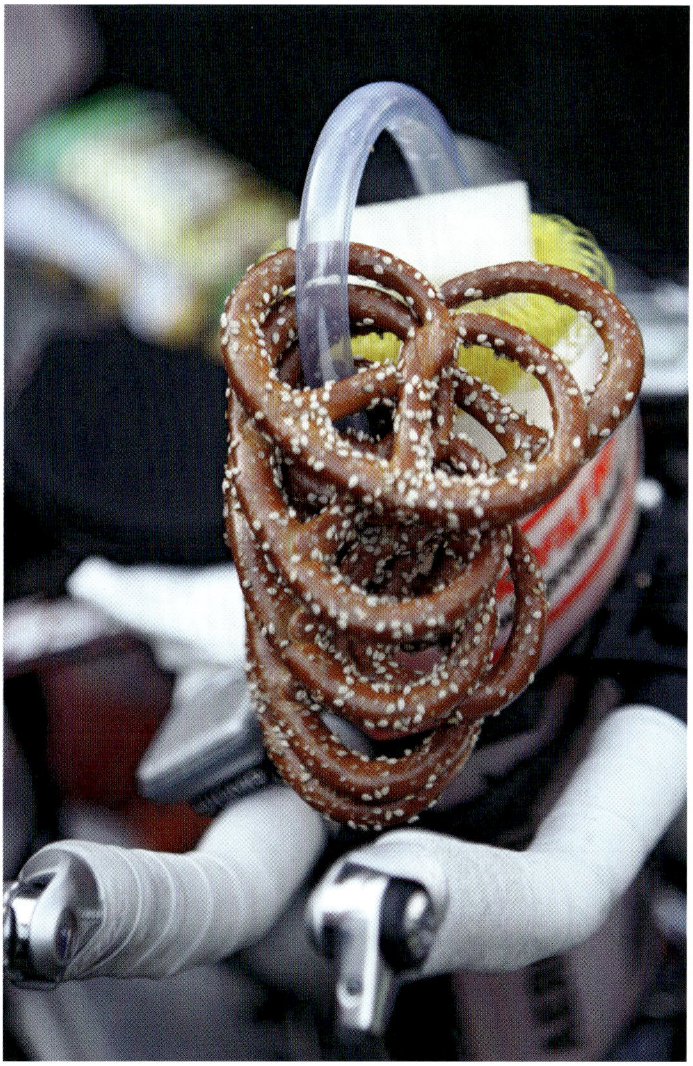

ratzufuhr nicht ganz so wichtig. Dennoch sollte man sich kohlenhydratreich ernähren.

Lebensmittelempfehlungen nach Belastungsende

- kohlenhydratreiche Sportgetränke, -gels oder -riegel
- 1 Portion Milchreis mit Apfelmus
- fettarm belegte Sandwiches oder Brötchen mit Buttermilch
- Bananen, Reiswaffeln mit eiweißhaltigen Getränken
- Eiweißriegel mit kohlenhydrathaltigem Sportgetränk
- Joghurt mit gezuckerten Cornflakes und etwas Trockenobst und kohlenhydrathaltigem Getränk
- Faustregel: Essen Sie so viel, wie Sie nach dem Wettkampf vertragen (Empfehlung: 1 Gramm Kohlenhydrate pro Kilogramm Körpergewicht und 10–20 Gramm Eiweiß). Achten Sie danach weiterhin auf eine kohlenhydratreiche Ernährung.

In der Tabelle auf Seite 167 ist der Kohlenhydrat- und Eiweißgehalt einiger kohlenhydratreicher Speisen dargestellt. Mit deren Hilfe kann auf der Basis des persönlichen Körpergewichts die optimale Kohlenhydratmenge berechnet werden.

Rechenbeispiel: Eine 65 Kilogramm leichte Triathletin möchte nach einem Wettkampf wieder schnell regenerieren. Empfohlen werden dazu nach Belastungsende ein Gramm Kohlenhydrate pro Kilogramm Körpergewicht, also 65 Gramm Kohlenhydrate bei 65 Kilogramm, und 10 bis 20 Gramm Eiweiß. Der Verzehr von einer Portion Milchreis (300 Gramm) mit Apfelmus (125 Gramm) liefert bereits 90 Gramm Kohlenhydrate und 12 Gramm hochwertiges Eiweiß. Meistens werden unmittelbar nach der Belastung kohlenhydratreiche Sportgetränke (Regenerationsgetränke) und eiweißhaltige Sportriegel besser vertragen. Ein weiterer Vorteil besteht darin, dass sie sofort verfügbar sind. Im Anschluss an die Erstversorgung unmittelbar nach Belastungsende sollte eine kohlenhydratreiche und ausgewogene Ernährung in entspannter Atmosphäre erfolgen. Im Kapitel 5 (Eiweiß) finden Sie weitere Informationen über wertvolle Eiweißlieferanten.

Zusammenfassung

Essen Sie nach dem Wettkampf kohlenhydratbetont, achten Sie aber auch auf eine qualitativ hochwertige Eiweißversorgung und auf eine ausreichende Flüssigkeitszufuhr (mit 1,5 Gramm Kochsalz pro Liter)! Das ist das A und O einer schnellen Erholung und einer effizienten Belastungsadaptation. Der Einfluss der Ernährung auf unsere geistige und sportliche Leistungsfähigkeit ist groß. Wer sich nicht sportgerecht vor und während der Belastung versorgt, riskiert Dehydratation, Hungerast, Ermüdung, ein vorzeitiges Ausscheiden und im schlimmsten Fall gesundheitliche Beeinträchtigungen unterschiedlichen Ausmaßes. Auch nach dem Sport müssen die Ernährungsstrategien stimmen, um optimale Bedingungen für eine schnelle Erholung und Belastungsanpassung zu schaffen. Im Mittelpunkt einer leistungsunterstützenden Ernährung stehen neben einer adäquaten Versorgung mit Kohlenhydraten, Flüssigkeit und Eiweiß auch das richtige Timing und die jeweils optimale Zusammensetzung der zugeführten Lebensmittel.

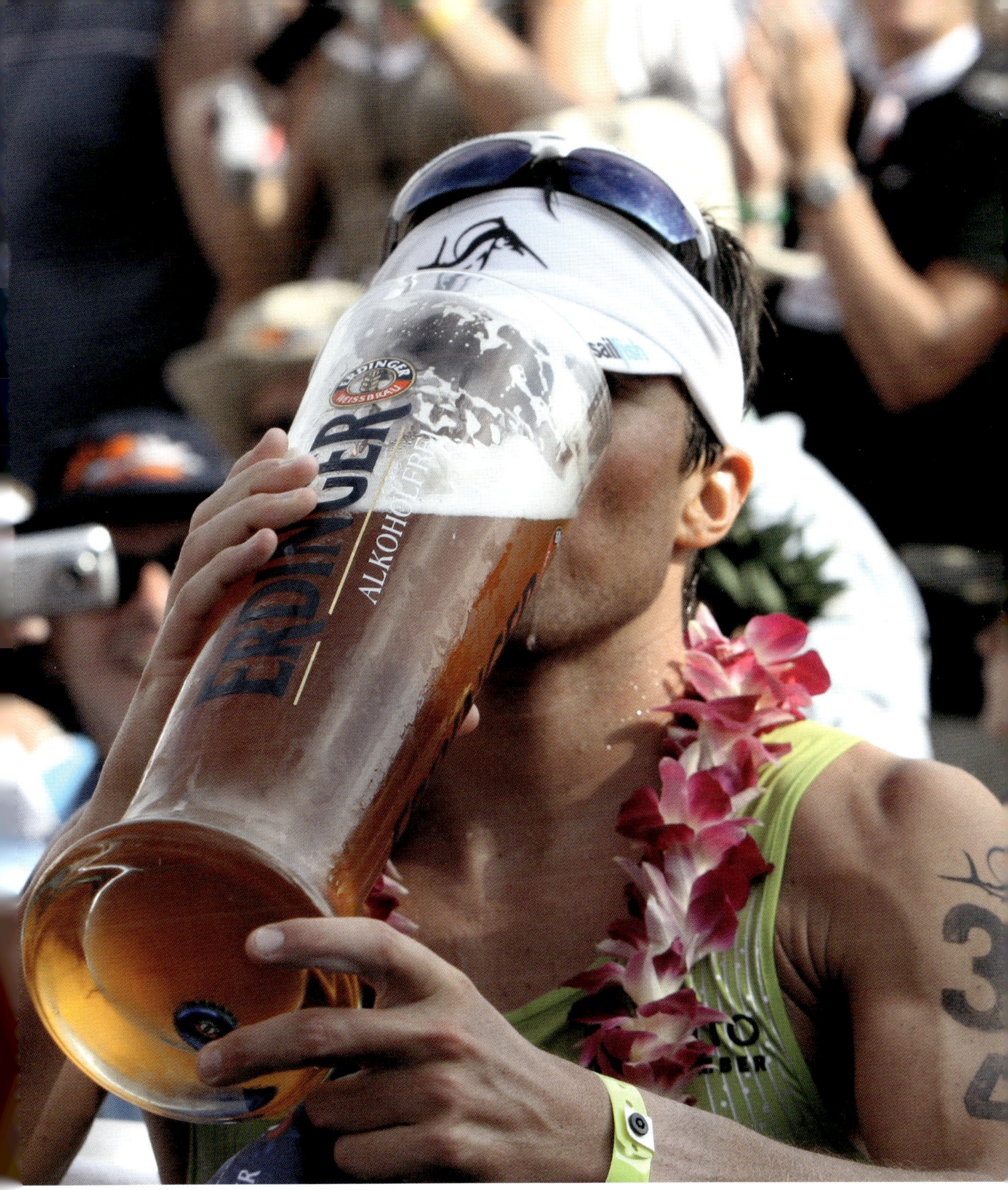
ERDINGER
ALKOHOLFREI
sailfish

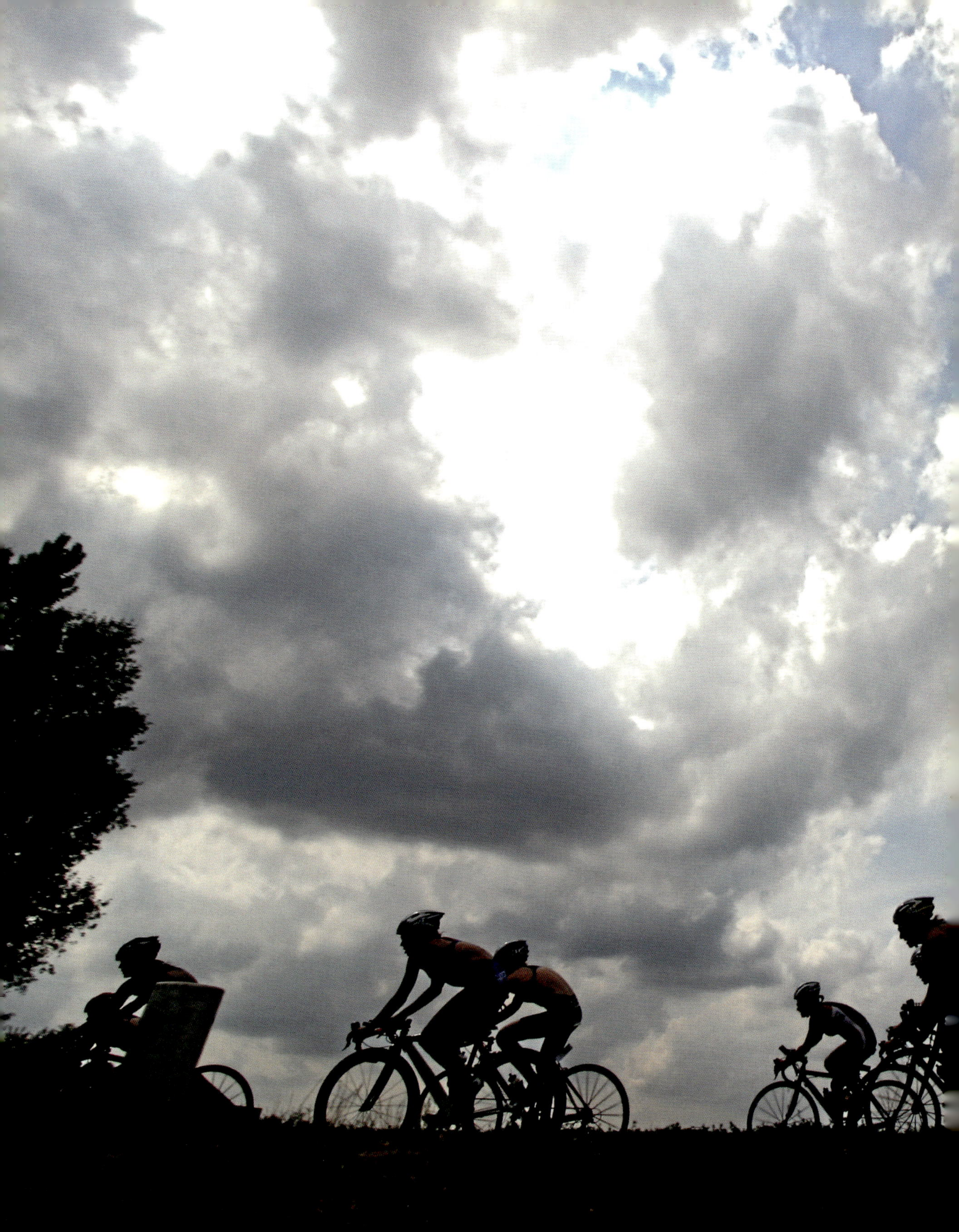

Kapitel 10

Oxidativer Stress

Herausforderung für die Ernährung

Sportler sind einer höheren Belastung durch freie Radikale ausgesetzt. Durch eine gezielte Ernährung kann man diesem oxidativen Stress entgegentreten – die sogenannten Antioxidantien schützen vor Krebs und vorzeitiger Alterung.

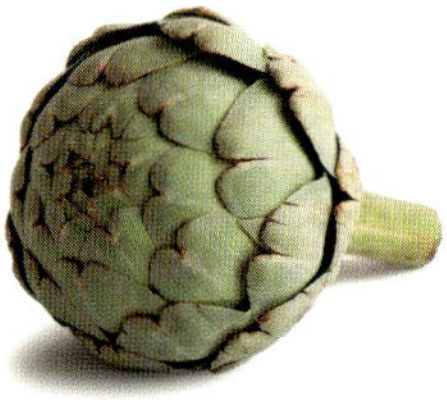

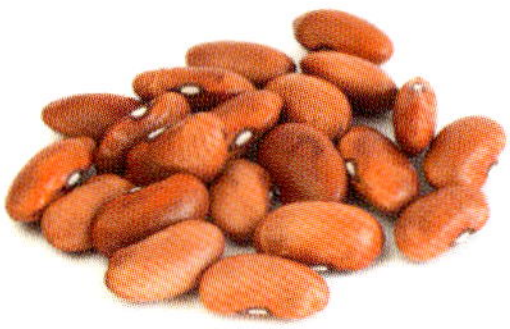

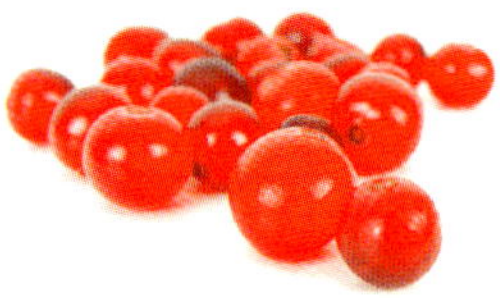

Die Artillerie aus der Natur: Artischocken, Bohnen und Cranberrys

Die einzelnen antioxidativ wirksamen Stoffe bilden ein Netzwerk, um die schädigenden Substanzen auszuschalten und um zerstörende Kettenreaktionen im Körper abzubrechen. Leider weiß man noch zu wenig über den Antioxidantiengehalt von Organen oder Geweben. Es ist längst auch noch nicht alles über deren Wirkweisen erforscht. Zudem ist es äußerst unwahrscheinlich, einzelnen Antioxidantien eine spezifische Wirkung oder Aufgabe zuordnen zu können. Es bestehen sehr komplexe Wechselwirkungen untereinander, sodass oft viele Antioxidantien gleichzeitig für gesundheitliche Vorteile verantwortlich sind.

Antioxidantien-Mangel

Die Auswirkungen eines Antioxidantien-Mangels sind symptomatisch nicht so ausgeprägt, wie es bei einzelnen Vitaminen oder Mineralstoffen der Fall ist. Allerdings weiß man, dass oxidativer Stress, also ein verstärktes Auftreten von zellschädigender Wirkungen im Körper durch Radikale, einen Einfluss auf die Entstehung vieler Erkrankungen hat. Die antioxidativen Schutzsysteme des Körpers sind in der Lage, sich bei wachsender Radikalgefahr zu vergrößern – vorausgesetzt, die Versorgung stimmt. Das konnte beispielsweise in einer Untersuchung mit 100 Athleten bezüglich der Glutathionperoxidase, einem antioxidativ wirksamen Enzym, nachgewiesen werden. Die Aktivität des Enzyms war bei den Sportlern aufgrund der Trainingsadaptation erhöht. Obwohl es bei einer normalen und abwechslungsreichen Ernährung in der Regel nicht zu einer Mangelversorgung mit Antioxidantien kommt, gibt es Situationen, die einen höheren Bedarf aufgrund einer stärkeren Radikaleinwirkung erfordern. Zu diesen Situationen gehören Leistungssport, Stress und bestimmte Erkrankungen (Arteriosklerose, Krebs, rheumatische Erkrankungen, Sonnenbrand, Entzündungen, Störungen des Immunsystems, Alterungsprozesse), aber auch Heilungs- und Regenerationsprozesse. Bezüglich der Krebsprävention wird ein Zusammenhang zwischen einem geringen Konsum von frischen Früchten und Gemüse und einem verstärkten Auftreten von Mundhöhlenkrebs vermutet.

Krebsprävention durch Lebensmittel

Antioxidantien kommen in großen Mengen in Gemüse, grünem Tee und Rotwein vor. Forscher des US-Landwirtschaftsministeriums schreiben insbesondere roten Bohnen und Artischocken sowie den Heidel- und Moosbeeren (Cranberrys) den höchsten Gehalt an Antioxidantien zu. Aber auch Gewürze sowie

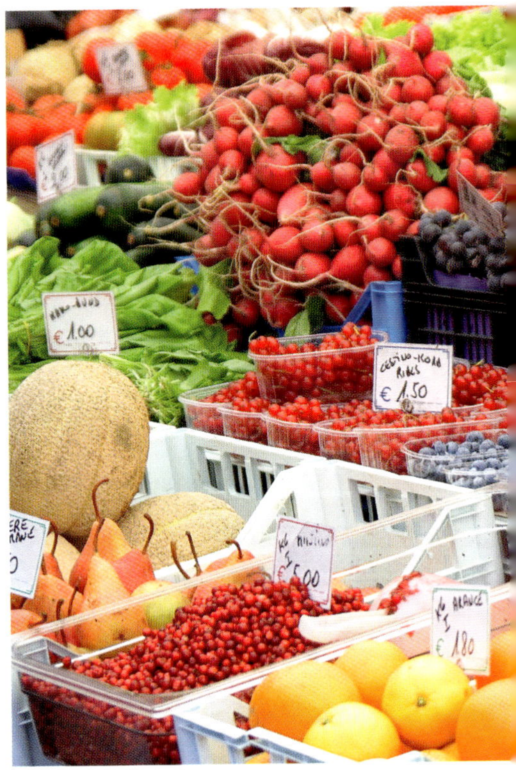

Antioxidatives Büfett: Gesundheit, frisch vom Markt

grundsätzlich Obst und Gemüse (insbesondere Beerenfrüchte), dunkle Schokolade, Cerealien, Nusskerne (von Walnüssen, Pekannüssen), Samen, gebrühter Kaffee, gemahlene Gewürznelken, Traubensaft und ungesüßte Backschokolade leisten aufgrund von Verzehrmenge bzw. -häufigkeit einen wertvollen Beitrag zur Versorgung mit Antioxidantien in der Ernährung der amerikanischer Bevölkerung.

Vorsicht: Wer sehr viel Fleisch isst, kann durch das im Fleisch enthaltene Eisen die Bildung von aggressiven Sauerstoffradikalen fördern. Die Deutsche Krebsgesellschaft empfiehlt deshalb, durchschnittlich nicht mehr als 80 Gramm Fleisch am Tag, bevorzugt durch Geflügel, zu verzehren. Allerdings ist eine ausreichende Eisenversorgung, die für Sportler leistungsentscheidend ist, ohne Fleischkonsum

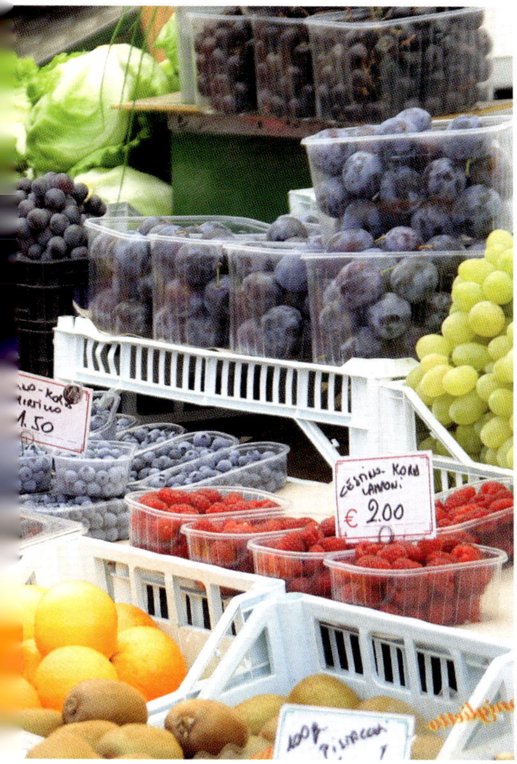

Hitliste der antioxidantienreichen Lebensmittel

Gruppe	Lebensmittel
Obst	Kirschen Pflaumen Beeren (Heidelbeeren, Moosbeeren) Äpfel Rotkohl roter Rettich (Quelle für Flavonoide) Aprikosen und Pfirsiche (Quelle für Carotinoide) Zitronen Orangen andere Zitrusfrüchte Johannisbeeren Kiwis Sanddorn (Quelle für Vitamin C)
Gemüse	roter Rettich Zwiebeln Radieschen Radicchio und Auberginen (Quelle für Flavonoide) Hülsenfrüchte wie Erbsen und Bohnen sowie Spinat (Quelle für Saponine) Knoblauch Schalotten Schnittlauch Porree und Lauchzwiebeln (Quelle für Sulfide) Tomaten (Quelle für Lykopin) Paprikaschoten Brokkoli Rosenkohl Grünkohl Spinat und Karotten (Quelle für Carotinoide) Kartoffeln (Quelle für Vitamin C) Soja
Öle, Samen und Nüsse	Ölfrüchte Nüsse Mandeln Weizenkeim-, Mais-, Sonnenblumenkern-, Sojaöl Kakaobohnen und Sonnenblumenkerne (Quelle für Vitamin E)
Getränke	grüner Tee Traubensaft Rotwein
Sonstiges	Senf

(nach www.krebsgesellschaft.de)

nur sehr schwierig zu bewerkstelligen. Das richtige Maß ist wie immer entscheidend für Nutzen oder Risiko.

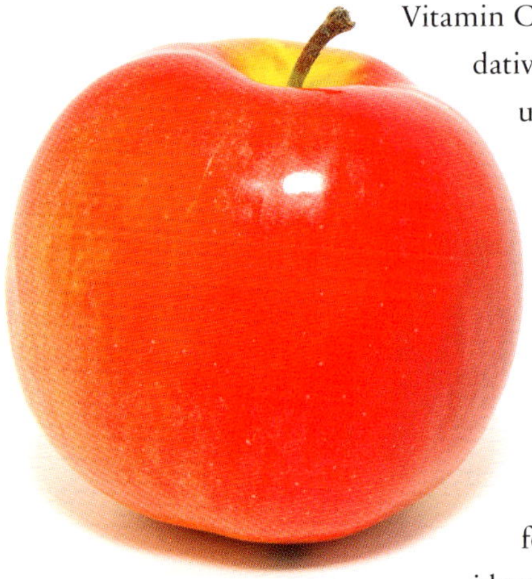

Hohe Konzentration von Antioxidantien in natürlicher Verpackung: ein Apfel

Wussten Sie, dass man 1.300 Milligramm Vitamin C benötigt, um die gleiche antioxidative Wirkung wie mit 100 Gramm ungeschältem Apfel zu erzielen? Den natürlichen Lieferanten von wertvollen Antioxidantien ist aufgrund der komplexen und zugleich ausgewogenen Zusammensetzung eindeutig der Vorzug vor Supplementen zu geben, zumal noch immer nicht alle natürlich vorkommenden Wirkstoffe und deren genauen Wirkweise identifiziert sind. Studien belegen keinen ausreichenden antioxidativen Schutz von Nahrungsergänzungspräparaten mit Vitamin C, Vitamin E und β-Carotin gegenüber Erkrankungen, die durch oxidativen Stress begünstigt werden können. Das Zusammenspiel einzelner Antioxidantien muss noch genauer erforscht werden.

Ernährung und Krebsrisiko

Nach den Herz-Kreislauf-Erkrankungen ist Krebs die häufigste Todesursache in Deutschland. Nicht jede Krebserkrankung endet tödlich. Am häufigsten sterben Krebserkrankte an Lungenkrebs, oftmals durch starkes Rauchen ausgelöst. Noch öfter diagnostiziert bei beiden Geschlechtern, aber mit weniger Todesfällen, wird der Darmkrebs. Bei Frauen ist die häufigste Krebsart der Brustkrebs und bei Männern der Lungenkrebs. Die dritthäufigste Krebserkrankung bei Männern ist der Prostatakrebs (www.krebsvorsorge-ratgeber.de). Nach Angaben der Weltgesundheitsorganisation WHO gibt es sowohl gesicherte Zusammenhänge zwischen der Entstehung von Krebs und individuellen Faktoren wie der Ernährung, der Bewegung und dem Körpergewicht als auch nur mögliche, noch genauer zu erforschende Zusammenhänge. Zu den gesicherten Erkenntnissen gehören:

- Übergewicht und ein damit erhöhtes Risiko für Speiseröhrenkrebs, Krebs des Dick- und Enddarms, für Brustkrebs, Gebärmutterkrebs und Nierenzellkrebs
- Alkoholkonsum und einem damit erhöhten Risiko für Krebs in Mundhöhle, Rachenraum und am Kehlkopf sowie an Speiseröhre, Leber und Brust
- Bewegung und Sport haben einen präventiven Einfluss auf Brust- und Dickdarmkrebs.

Noch nicht ausreichend belegt, aber dennoch für wahrscheinlich empfunden, sind folgende Zusammenhänge:

- Obst und Gemüse schützen vor Krebs in der Mundhöhle, im Magen und Dickdarm.
- Rotes Fleisch fördert die Entstehung von Dickdarm- und Enddarmkrebs.
- Salz- oder rauchkonservierte oder gepökelte Lebensmittel steigern das Magenkrebsrisiko.
- Sehr heiße Getränke oder Speisen stellen ein erhöhtes Risiko für Krebs der Mundhöhle, des Rachens sowie der Speiseröhre dar.

Studien belegen einen krebspräventiven Effekt von Selen gegenüber Prostata- und

Darmkrebserkrankungen. Insbesondere Nüsse wie Pistazien oder Paranüsse können einen wertvollen Beitrag zur Bedarfsdeckung mit Selen leisten. Bereits 10 bis 20 Gramm Pistazien oder 30 bis 70 Gramm Paranüsse decken den geschätzten Bedarf an Selen (30 bis 70 Mikrogramm pro Tag).

Frisches, unerhitztes Gemüse und Obst zeigten bei allen Untersuchungen die stärkste schützende Wirkung vor Krebs! Besonders guten Schutz bieten Knoblauch, Weißkohl, Sojabohnen, Ingwer, Karotten und Sellerie.

Antioxidantien: Risiken und Nebenwirkungen

Auch Antioxidantien können unerwünschte Wirkungen entfalten. Aus Modellversuchen weiß man, dass massive Gaben bestimmter Antioxidantien Zellfunktionen unterbinden können. Für Raucher konnte ein negativer Einfluss einer β-Carotin-Supplementierung gefunden werden. Demzufolge erhöhten sich sowohl die Häufigkeit von Lungenkrebs als auch die Sterblichkeit bei Rauchern, die β-Carotin über Nahrungsergänzungspräparate eingenommen hatten. Auch sehr hohe Einzeldosen von Vitamin C zeigten bei einer gleichzeitig suboptimalen Versorgung mit Vitamin E eine schädigende Wirkung auf Fette im Körper.

Freie Radikale sind nicht nur schädigende Substanzen, sondern auch ein wesentlicher Bestandteil der Immunabwehr. Sie werden zur Eliminierung unerwünschter Erreger gebildet. Eine völlige Unterdrückung von freien Radikalen im Körper durch eine überschüssige Gabe von Antioxidantien könnte somit auch fatale Folgen für die natürliche Abwehrbereitschaft des Körpers haben.

Zusammenfassung

Aufgrund synergistischer Interaktionen zwischen einzelnen Antioxidantien wie zum Beispiel der Vitamin-E-Spareffekt durch Vitamin C oder die schützende Wirkung von Vitamin E auf β-Carotin scheint eine Kombination an Antioxidantien effektiver zu sein als hohe Mengen einzelner Antioxidantien. Eine obst- und gemüsereiche Kost, mit einer bevorzugten Verwendung von Vollkorngetreideprodukten, wird einer antioxidantienreichen Ernährung am besten gerecht, zumal hochdosierte Präparate auch negative Wirkungen entfalten können und nicht alle wertvollen Wirkstoffe enthalten. Um exakte Empfehlungen bezüglich Menge und Wirkstoffkombinationen zur Prävention von Erkrankungen wie Krebs oder Herz-Kreislauf-Erkrankungen aussprechen zu können, besteht weiterhin ein großer Forschungsbedarf. Auch für sportlich aktive Personen ist der Nutzen einer grundsätzlichen Supplementierung von Antioxidantien noch nicht ausreichend untersucht, sodass keine exakten Empfehlungen gegeben werden können. Zukünftig könnte die Anwendung von sekundären Pflanzenstoffen wie zum Beispiel Quercetin oder Lycopin zur Reduzierung des oxidativen Stresses bei Sportlern interessant werden.

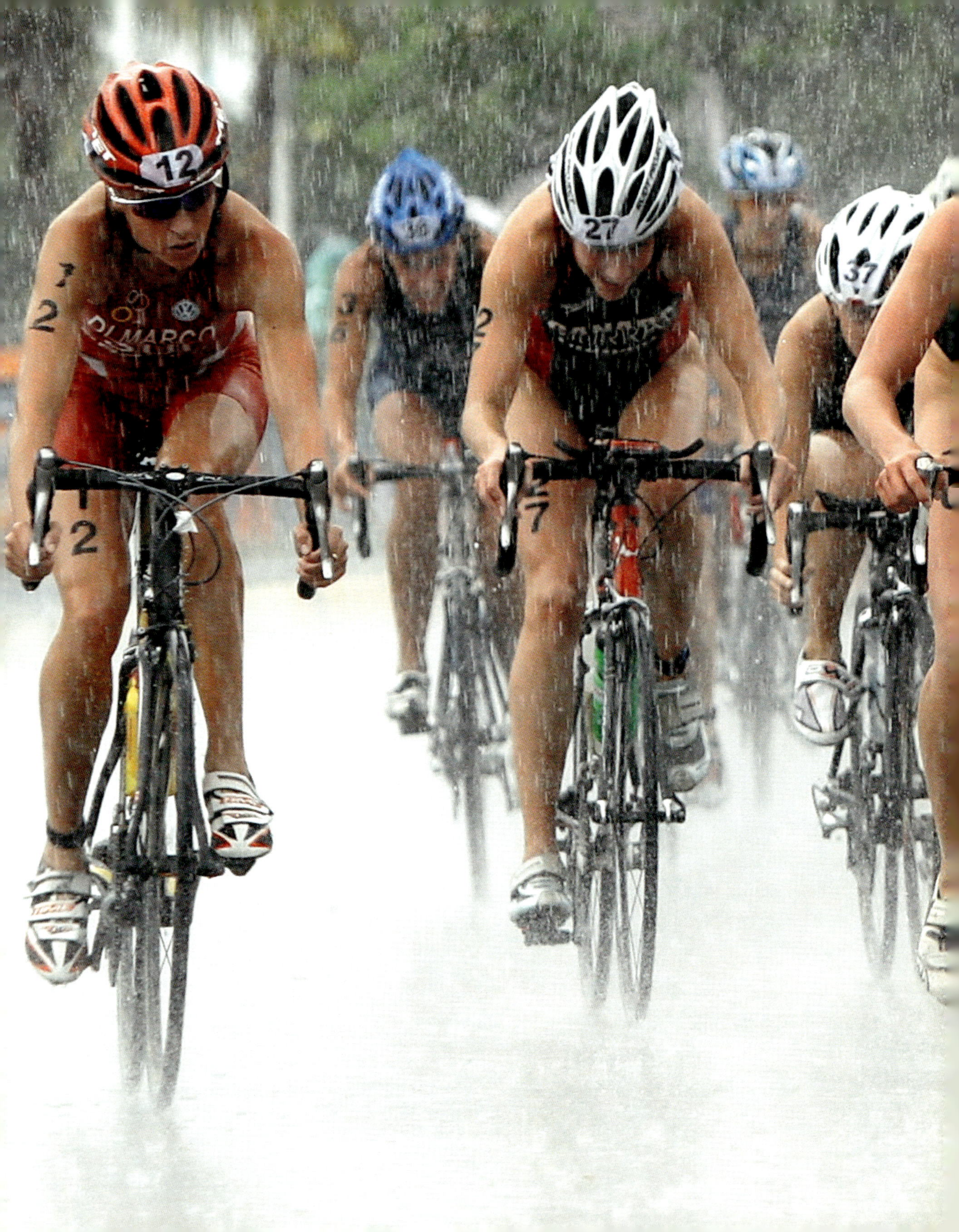
12
DI MARCO
27
37

Kapitel 11

Power fürs Immunsystem

Es ist äußerst frustrierend für einen Athleten, wenn sein Grundlagentraining durch ständig wiederkehrende Erkrankungen gestört wird oder Wettkämpfe aufgrund gesundheitlicher Beeinträchtigungen abgesagt werden müssen. Sport kann unser Immunsystem stärken, aber auch kurz- oder langfristig schwächen.

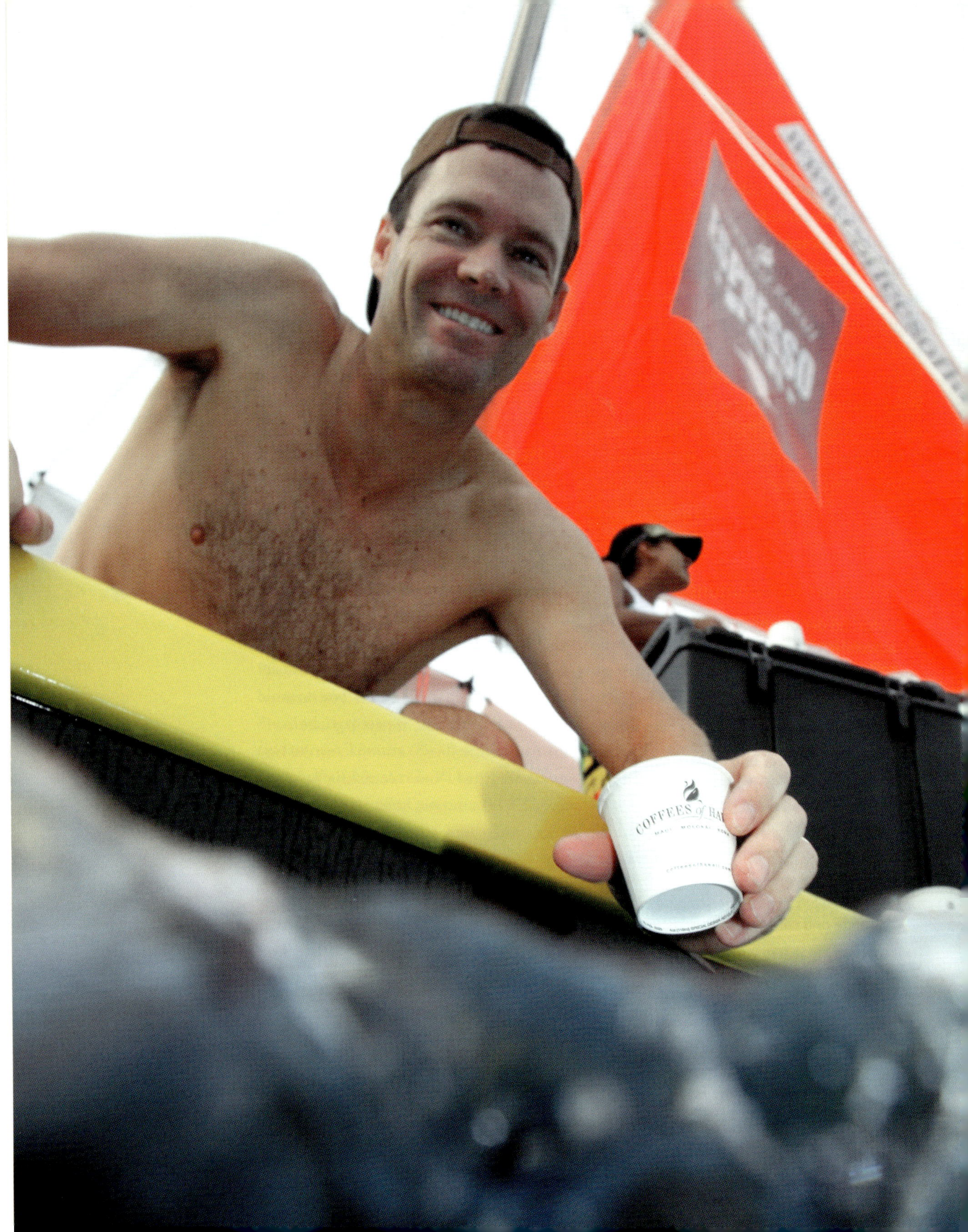
COFFEES of

Kapitel 12

Nahrungsergänzung

Sinnvoll oder sinnlos?

Der Markt bietet eine Vielzahl an Nahrungsergänzungsprodukten – und es werden immer mehr. Können wir uns überhaupt noch ohne Präparate gesund ernähren? Immer wieder kann man lesen, dass der Vitamin- und Mineralstoffgehalt von Obst und Gemüse geringer geworden ist, sodass eine zusätzliche Einnahme von Produkten absolut notwendig erscheint.

Der Konsum von Vitamin- und Mineralstoffprodukten ist in den letzten Jahren bemerkenswert angestiegen. Eine im Jahr 1998 durchgeführte Ernährungserhebung in Deutschland ergab, dass bundesweit jede vierte Frau (25 Prozent) mindestens einmal pro Woche ein Nahrungsergänzungspräparat einnimmt, während es bei den Männern 18 Prozent sind. Die Tendenz ist steigend, bevorzugt wurde das Vitamin E zugeführt. Die Studie ergab allerdings auch, dass insbesondere diejenigen zu Supplementen griffen, die sich bereits ausreichend und ausgewogen ernährten, während die Personen, die sich weniger gut versorgten, keine zusätzlichen Produkte einnahmen.

Eine andere Untersuchung mit 115 männlichen und 88 weiblichen Athleten ergab, dass 89 Prozent der Befragten Nahrungsergänzungsprodukte verwendeten. 73 Prozent konsumierten Sportgetränke, 61 Prozent diverse kalorienreduzierte Produkte, 47 Prozent Multivitaminpräparate, 37 Prozent Kreatin und 32 Prozent Vitamin C. Die Informationen zu Nahrungsergänzungspräparaten erhielten Frauen meistens aus der Familie, während sich Männer über Ernährungsberater, andere Athleten, Freunde oder Trainer informierten. Das Ziel einer regelmäßigen Produkteinnahme war bei den Sportlerinnen dabei die Stärkung der Gesundheit oder eine sinnvolle Ergänzung der Ernährung, wohingegen die männlichen Athleten sich leistungssteigernde und muskelaufbauende Effekte erhofften.

Eine dritte Studie mit 874 Hochleistungssportlern aus England ergab, dass 59 Prozent der Athleten mindestens ein Nahrungsergänzungspräparat einnehmen, wobei 73 Prozent ein Multivitaminpräparat, 71 Prozent Vitamin C und 36 Prozent Kreatin zuführten. Eine Supplementeinnahme scheint also weit verbreitet zu sein.

Gesundheit und Leistungsfähigkeit – in Pillenform möglich?

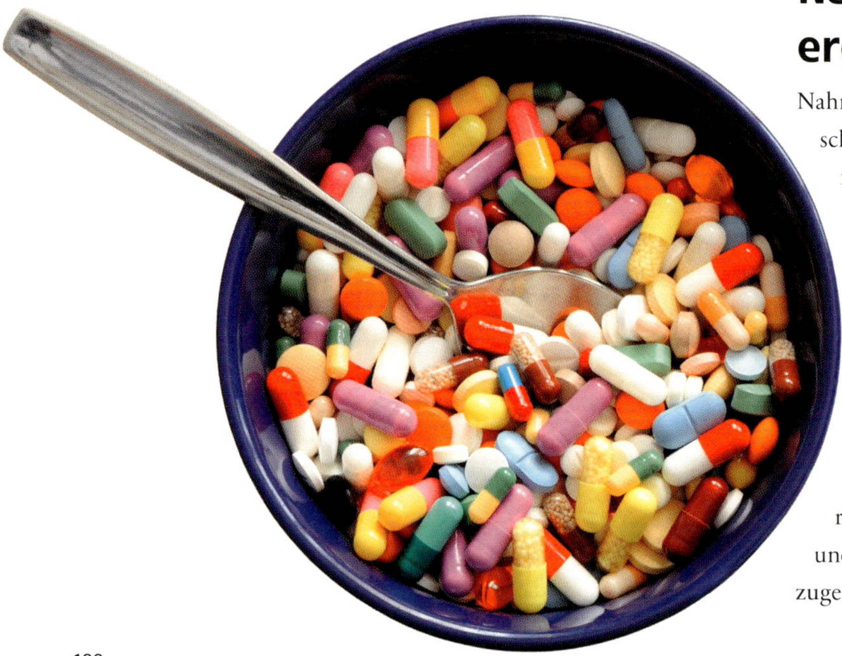

Die Zulassung von Nahrungsergänzungsmitteln

Nahrungsergänzungspräparate sind laut deutschem Gesetz Lebensmittel, die in lebensmitteluntypischer Form wie zum Beispiel Tabletten, Kapseln oder als Pulver angeboten werden. Sie enthalten in konzentrierter Form Vitamine, Mengenelemente, Spurenelemente, sekundäre Pflanzenstoffe, essenzielle Fettsäuren, Ballaststoffe, Aminosäuren oder sonstige Extrakte etwa aus Obst und Gemüse. Die Nahrungsmittelverordnung (NemV) regelt, welche Vitamine und Mineralstoffe und welche ihrer Verbindungen Produkten zugesetzt werden dürfen. Außerdem können

Empfohlene Höchstmengen pro Tag

Mikronährstoffe	Empfehlungen der DGE pro Tag für 25 bis 50 Jahre		empfohlene Höchstmenge pro Tag (Bundesinstitut f. Risikobewertung)	
	Männer	Frauen	Männer	Frauen
fettlösliche Vitamine				
Vitamin A	1,0 mg	0,8 mg	0,4 mg	0,4 mg
Vitamin D	5 µg	5 µg	5 µg	5 µg
Vitamin E	14 mg	12 mg	42 mg	36 mg
wasserlösliche Vitamine				
Vitamin B_1	1,2 mg	1,0 mg	3,6 mg	3,0 mg
Vitamin B_2	1,4 mg	1,2 mg	4,2 mg	3,6 mg
Vitamin B_6	1,5 mg	1,2 mg	4,5 mg	3,6 mg
Vitamin B_{12}	3,0 µg	3,0 µg	9 µg	9 µg
Vitamin C	100 mg	100 mg	300 mg	300 mg
Folsäure	400 µg	400 µg	1.200 µg	1.200 µg
Niacin	16 mg	13 mg	48 mg	39 mg
Pantothensäure	6 mg	6 mg	18 mg	18 mg
Biotin	30–60 µg	30–60 µg	180 µg	180 µg
Mengenelemente				
Kalzium	1.000 mg	1.000 mg	3.000 mg	3.000 mg
Magnesium	350 mg	300 mg	1.050 mg	900 mg
Spurenelemente				
Eisen	10 mg	15 mg	5 mg	5 mg
Jod	200 µg	150 µg	100 µg	100 µg
Zink	10 mg	7 mg	5 mg	5 mg
Selen	30–70 µg	30–70 µg	30 µg	30 µg
Chrom	30–100 µg	30–100 µg	60 µg	60 µg
sekundäre Pflanzenstoffe				
ß-Carotin	2–4 mg	2–4 mg	2 mg	2 mg

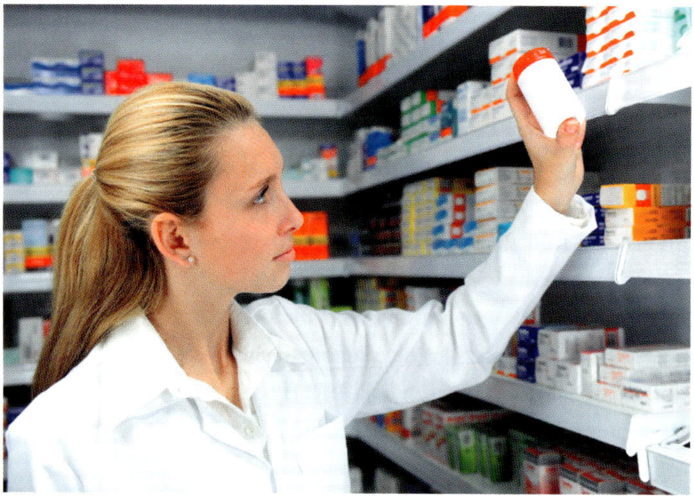

Zu Risiken und Nebenwirkungen: Fragen Sie Ihren Arzt – oder besser Apotheker

Nahrungsergänzungsmittel können helfen

Grundsätzlich sollte eine ausgewogene Ernährung die Basis für eine gute Versorgung mit allen lebensnotwendigen Nährstoffen sein. In Einzelfällen kann der gezielte Gebrauch von Präparaten aber durchaus unterstützen. Bei folgenden Gruppen kann die Zuführung von Nahrungsergänzungsmitteln indiziert sein:

- Schwangere und Stillende, die aufgrund des besonderen Umstands einen erhöhten Bedarf an bestimmten Nährstoffen (zum Beispiel Folsäure) haben
- ältere Menschen mit gesundheitlichen Beeinträchtigungen
- chronisch Erkrankte mit einem erhöhten Bedarf (zum Beispiel Vitamin B_{12})
- Vegetarier, die Probleme mit der Eisenversorgung haben können
- Veganer, die ihre Ernährung mit Vitamin B_{12}, Zink, Eisen usw. aufwerten sollten
- Menschen mit Reduktionsdiäten
- Menschen mit Essstörungen
- Leistungssportler und sehr aktive Personen (isotone Sportgetränke, Sportriegel usw.)
- Menschen mit Laktoseunverträglichkeit (Kalziumsupplemente)
- Menschen mit Glutenunverträglichkeit
- Allergiker, bei denen eine obst- und gemüsereiche Kost erschwert ist
- Reisende in fremden Ländern mit Speisen, die weniger gut vertragen werden

Kriterien beim Kauf von Nahrungsergänzungsprodukten

1. Die Dosis muss stimmen
Die bereits in der Tabelle auf Seite 189 aufgeführten Höchstwerte für die jeweiligen Vitamine und Mineralstoffe sollten mit der vorgeschriebenen Verzehrempfehlung pro Tag nicht überschritten werden.

2. Zertifizierung des Herstellers
Eine Zertifizierung garantiert Präparate mit hygienischem Anspruch. Fremdstoffe dürfen nicht enthalten sein.

3. Langzeitstudien/Tests wünschenswert
Wissenschaftliche Untersuchungen, persönliche Erfahrungsberichte usw. zur Wirksamkeit und Verträglichkeit eines Produkts sind immer aufschlussreich. Damit hebt sich ein Produkt auch von anderen ab.

4. Stiftung Warentest oder Ökotest
Beide Institutionen beurteilen Produkte nach verschiedensten Kriterien. Hier kann sich ein Blick in die Hefte lohnen.

5. Professionelle Beratung
Wer sicher sein möchte, dass es sich um ein einwandfreies Präparat handelt, kann auch einen Ernährungsberater, Arzt oder Apotheker fragen.

Leistungssteigernde Substanzen

Die Werbeaussagen zu vielen Produkten versprechen leistungssteigernde Wirkungen, was allerdings auf nur wenige wirklich zutrifft. Zudem beeinflussen Sportart, Belastungsintensität, Ernährungs- und Trainingsstatus, genetische Faktoren, das richtige Timing und die richtige Dosierung mögliche Effekte von Supplementen. Im nachfolgenden Abschnitt werden wir auf Nutzen und Risiken bei Supplementierung mit Koffein, Kreatin, Carnitin und Natriumbikarbonat oder Natriumzitrat näher eingehen.

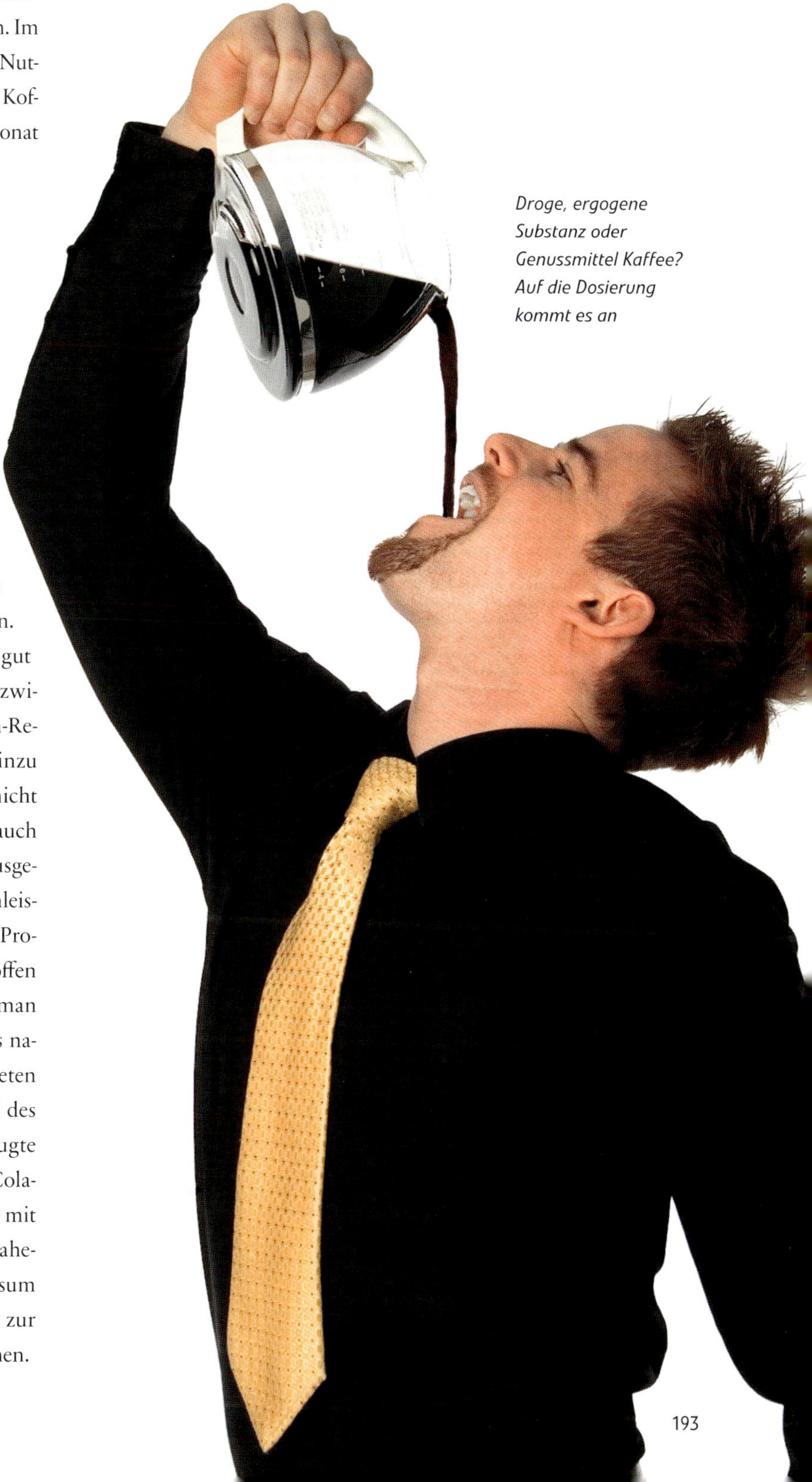

Droge, ergogene Substanz oder Genussmittel Kaffee? Auf die Dosierung kommt es an

Leistungsfähiger mit Koffein?

Koffein stand 20 Jahre lang auf der Dopingliste der Welt-Anti-Doping-Agentur (WADA). 2004 wurde es von der Liste gestrichen, da bereits kleine Mengen, die wir über bestimmte Lebensmittel wie Kaffee oder schwarzen Tee zu uns nehmen, leistungssteigernd wirken können. Auch sprechen nicht alle Athleten gleich gut auf die Wirkung von Koffein an, sodass zwischen sogenannten Respondern und Non-Respondern unterschieden werden muss. Hinzu kommt, dass die Wirkung von Koffein nicht nur hinsichtlich der Intensität, sondern auch in Bezug auf die Dauer unterschiedlich ausgeprägt ist. Eine Untersuchung mit 847 Hochleistungssportlern in England ergab, dass 23,7 Prozent der Sportler neben anderen Wirkstoffen Koffein einnehmen. Eine Studie zum Ironman Hawaii 2005 brachte zum Vorschein, dass nahezu 90 Prozent der 140 befragten Triathleten entweder unmittelbar vor oder während des Wettkampfs Koffein einnahmen. Bevorzugte Koffeinlieferanten waren zu 78 Prozent Colagetränke, gefolgt von koffeinhaltigen Gels mit 42 Prozent. Interessanterweise konnten nahezu 53 Prozent der Athleten mit Koffeinkonsum nicht die für sie optimale Koffeinmenge zur Verbesserung der Leistungsfähigkeit nennen.

Koffeinquellen

Lebensmittel	Verzehrmenge	Koffeingehalt [mg]
Kaffee, gebrüht	250 ml	50–150
löslicher Kaffee	250 ml	50–70
Espresso	100 ml	50–110
grüner Tee	250 ml	25–40
schwarzer Tee	250 ml	40–60
Cola	330 ml	46
Energy-Drinks	250 ml	80–150
Kakao	250 ml	10
Halbbitterschokolade	50 g	20–40
Vollmilchschokolade	50 g	8–16
Kohlenhydrat-Gels	41 g	50

(nach Deutscher Kaffeeverband e. V./Jeukendrup und Gleeson 2004)

Koffein scheint die meistkonsumierte Droge der Welt zu sein. Aus Lebensmitteln wird Koffein innerhalb von 30 bis 90 Minuten maximal absorbiert, im Körper hat es eine Halbwertszeit von etwa fünfeinhalb Stunden. 35 Prozent der aufgenommenen Menge gelangen ins Gehirn. Nach und nach wird das Koffein in der Leber wieder abgebaut und sowohl über die Niere als auch in geringen Mengen über den Schweiß ausgeschieden.

Koffein wirkt stimmungsaufhellend und steigert die Konzentrationsfähigkeit. Wenn ein Athlet schlecht geschlafen hat, kann das von Vorteil für die Leistungsfähigkeit sein. Ursache dafür ist eine Blockierung der Bindestellen von Adenosin durch Koffein, wodurch aufhellende Botenstoffe wie Dopamin, Acetylcholin oder Noradrenalin ihre anregende Wirkung entfalten können.

Koffein scheint aufgrund einer gesteigerten Kalziumausscheidung direkte positive Einflüsse auf die Muskulatur zu haben, was unter anderem auch für die leistungssteigernde Wirkung verantwortlich ist. Es wird auch eine verbesserte Aufnahme der Kohlenhydrate während der Belastung diskutiert. Insbesondere bei längeren Belastungen kann Koffein die Ermüdung hinauszögern. Eine Studie ergab, dass im Vergleich zur alleinigen Kohlenhydrateinnahme eine kombinierte Kohlenhydrat- und Koffeingabe zu einer besseren Ausdauerleistungsfähigkeit führte. Interessanterweise bewirkte im Vergleich zur alleinigen Kohlenhydrateinnahme das Koffein in Gegenwart von Kohlenhydraten eine gesteigerte Fett- sowie eine verringerte Kohlenhydratverwertung – und das im Zustand einer negativen Energiebilanz. Koffein übt eine leistungssteigernde Wirkung aus und scheint dabei auch kleine Effekte auf die Fettverwertung zu haben. Allerdings sprechen Athleten unterschiedlich darauf an, was genetische Ursachen hat.

Eine weitere Studie mit zehn Radfahrern, die sich unterschiedlichen Belastungen (VO_2max von 62 Prozent, anschließendes 45-minütiges Zeitfahren) aussetzten, erhielten während der Belastung entweder eine 6,4-prozentige Glukoselösung, eine 6,4-prozentige Glukose-Koffein-Lösung (mit 5,3 Milligramm Koffein pro Kilogramm Körpergewicht) oder ein Placebo. Die Verabreichung der koffeinhaltigen Glukoselösung steigerte die Leistung beim Zeitfahren um 4,6 Prozent im Vergleich zum kohlenhydrathaltigen Getränk und um 9 Prozent im Vergleich zum Wasser (Placebo). Dabei beeinflusste Koffein jedoch nicht die Verwertung der aufgenommenen Kohlenhydrate oder den Kohlenhydratstoffwechsel während der gleichmäßigen Belastung von 105 Minuten. Zukünftige Studien werden weitere

Erklärungen zum komplexen Wirkmechanismus von Koffein geben.

Ein Überblick über die derzeitige Studienlage ergibt, dass Koffein in einer Dosis von drei bis sieben Milligramm pro Kilogramm Körpergewicht, eingenommen eine Stunde vor Belastungsbeginn, sowie einem bis zwei Milligramm pro Kilogramm Körpergewicht, konsumiert während der Belastung, leistungssteigernde Effekte hat. Davon betroffen sind insbesondere Ausdauerbelastungen, Spielsportarten und andere intensive Belastungen von bis zu einer Stunde Dauer. Ein positiver Einfluss von Koffein auf kraftbetonte Einsätze wie beispielsweise Sprints ist noch unklar. Eine neuere Untersuchung jedoch vermutet den größten leistungssteigernden Effekt für Ausdauerathleten, wenn mindestens sieben Tage vor dem gezielten Einsatz von Koffein eine Abstinenz erfolgt und dann Koffein in einer Dosis von drei bis sechs Milligramm pro Kilogramm Körpergewicht vor der Belastung oder/ und während der Belastung zugeführt wird. Ein Versuch im Training kann sich lohnen. Es bedarf auch hier weiterer Studien, um Empfehlungen von Koffeineinnahmen zur Leistungssteigerung zu bestimmten Zeiten (Timing) und definierten Mengen (Dosis) unter der Berücksichtigung von Körpergröße, Alter, Geschlecht, Sportart, Trainingszustand, Koffeingewöhnung (Kaffeetrinker oder Nichtkaffeetrinker), individueller Reaktionsweisen auf Koffein und Koffeinverträglichkeit zu geben.

Um einen möglichen leistungssteigernden Effekt durch Koffein zu erlangen, sollte ein Athlet mit 70 Kilogramm Körpergewicht eine Stunde vor Belastungsbeginn mindestens 210 Milligramm Koffein zu sich nehmen (entsprechend drei Milligramm pro Kilogramm Körpergewicht), was etwa zwei Tassen Kaffee gleichkommt. Zur Supplementierung während der Belastung hat die Industrie spezielle koffeinhaltige Sportprodukte entwickelt.

Die Nebenwirkungen von Koffein

Bei Koffeineinnahmen von mehr als 9 bis 13 Milligramm pro Kilogramm Körpergewicht wird keine weitere Leistungssteigerung oder sogar eine Verschlechterung der psychischen und physischen Leistungsfähigkeit beobachtet. Als Ursache dafür werden Nebenwirkungen wie Kopfschmerzen, Magen-Darm-Probleme, Muskelzittern, Schwindelgefühl, Schlaflosigkeit und Nervosität gesehen. Vor großen Koffeineinnahmen wird abgeraten, da es neben den leistungsbeeinträchtigenden Begleiterscheinungen auch zu Geschwüren, Anfällen, Koma und sogar zum Tod kommen kann.

Koffeinhaltige Getränke üben eine harntreibende Wirkung aus, weshalb empfindlichen Personen empfohlen wird, Koffein nicht in den Stunden unmittelbar vor Belastungsbeginn zu konsumieren. Ein Athlet sollte rehydriert, also

Der Konsum koffeinhaltiger Produkte kann zu einer signifikanten Leistungssteigerung führen

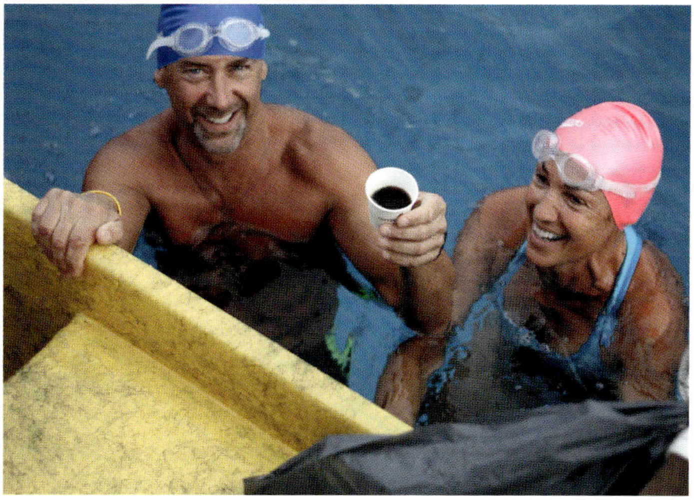

Die Nahrungsergänzung mit Kreatinpräparaten hat vor allem im Kraftsport eine lange Tradition

mit vollen „Wassertanks", an den Start gehen. Während der Belastung wird der harntreibende Effekt von Koffein durch Katecholamine unterbunden. Eine mäßige Koffeinaufnahme zum Beispiel in Form von vier Tassen Kaffee täglich, hat keine nachteiligen Auswirkungen auf den Elektrolythaushalt. Erst ab größeren Mengen macht sich die harntreibende Wirkung negativ bemerkbar, wobei auch hier viele Einflussfaktoren wie beispielsweise das Körpergewicht eine Rolle spielen.

Mehr Muskeln mit Kreatin?

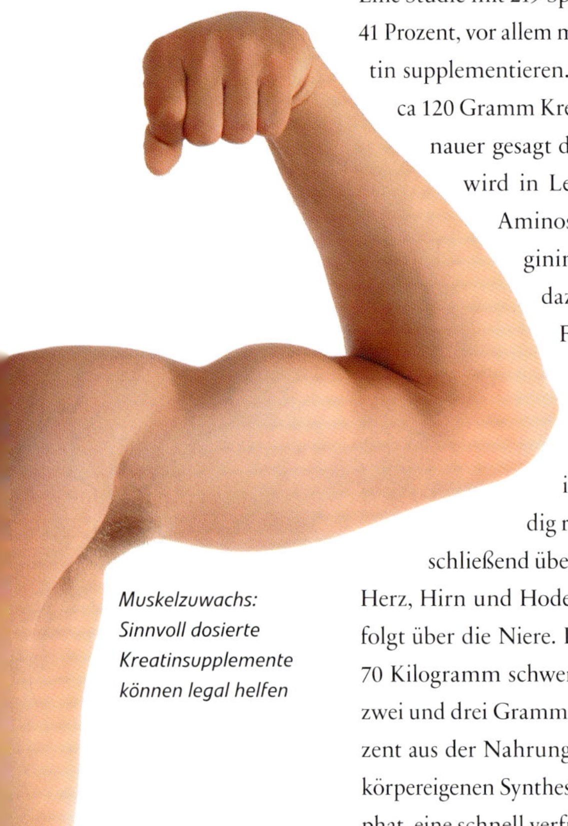

Muskelzuwachs: Sinnvoll dosierte Kreatinsupplemente können legal helfen

Eine Studie mit 219 Sportlern hat ergeben, dass 41 Prozent, vor allem männliche Athleten, Kreatin supplementieren. Der Körper enthält circa 120 Gramm Kreatin. Diese Substanz, genauer gesagt das Kreatin-Monohydrat, wird in Leber und Niere aus den Aminosäuren Glycin und Arginin selbst hergestellt und dazu über den Verzehr von Fleisch und Fisch (jeweils circa 0,5 Gramm Kreatin pro 100 Gramm) aufgenommen. Kreatin wird im Dünndarm vollständig resorbiert und gelangt anschließend über das Blut zu Muskulatur, Herz, Hirn und Hoden. Die Ausscheidung erfolgt über die Niere. Der Tagesbedarf für eine 70 Kilogramm schwere Person wird zwischen zwei und drei Gramm vermutet, wovon 50 Prozent aus der Nahrung und 50 Prozent aus der körpereigenen Synthese stammen. Kreatinphosphat, eine schnell verfügbare Speicherform von Kreatin, liegt vor allem in den schnell zuckenden Muskelfasern (Typ II) vor. Es kommt bei kurzen, hochintensiven Belastungen (circa zehn Sekunden) zum Einsatz. Insgesamt ist in der Muskulatur die größte Menge Kreatin zu finden.

Der Nutzen zusätzlicher Kreatingaben

Durch gezielte Gaben von Kreatin können leistungssteigernde Effekte während intensiver Kurzzeitbelastungen beobachtet werden. Das bestätigte als Erster der Brite Linford Christie mit seinem Olympiasieg 1992 über 100 Meter, den er auf seine Kreatinaufnahme zurückführte (allerdings wurde Christie 1999 auch des Nandrolon-Dopings überführt). Außerdem konnten bei normal trainierten Personen nach hohen Kreatinzufuhren (circa 20 Gramm am Tag) erhöhte Glykogeneinlagerungen festgestellt werden. Als Ursache dafür wird eine verstärkte Wasseraufnahme in die Muskelzellen vermutet, die wahrscheinlich auch bei einer längeren Kreatinsupplementierung zu einer verstärkten Muskelmasse führt. So sind Gewichtszunahmen von ein bis zwei Kilogramm als normal anzusehen.

Die größten Effekte können bei hochintensiven, sich wiederholenden Belastungsformen von weniger als 30 Sekunden Dauer beobachtet werden, wohingegen bei Aktivitäten im aeroben Bereich keine Leistungssteigerungen zu erwarten sind. So wurden bei kurzzeitigen Kreatineinnahmen (20 Gramm pro Tag für fünf bis sieben Tage) ein Anstieg der Kreatinkonzentration von 10 bis 30 Prozent und der Kreatinphosphatspeicher um 10 bis 40 Prozent beobachtet. Daraus resultiert ein Anstieg der Maximalkraft um 5 bis 15 Prozent, der Einzelsprintleistung um ein bis fünf Prozent und bei

Kreatineinnahme in der Praxis

Prinzip	Ladephase	Erhaltungsphase	Absetzphase
Fast load	Menge: 0,3 Gramm pro Kilogramm Körpergewicht und Tag	Menge: circa 3 Gramm pro Tag	Abschluss der Lade- und Erhaltungsphase
	Tagesmenge aufgeteilt in 4–5 Einzeldosen und kombiniert mit 250 Milliliter kohlenhydratreicher Flüssigkeit	Tagesmenge aufgeteilt in 2–3 Einzeldosen und kombiniert mit 250 Milliliter kohlenhydratreicher Flüssigkeit oder zu den Mahlzeiten	
	Dauer: 5–7 Tage	Dauer: 6–8 Wochen	Dauer: 3–4 Wochen
modifiziertes Fast load (Mesa et al.)	Menge: 20 Gramm pro Tag	Menge: 3–5 Gramm pro Tag	Abschluss der Lade- und Erhaltungsphase
	Tagesmenge aufgeteilt in 4–5 Einzeldosen; 30 min danach jeweils 500 Milliliter kohlenhydratreiche Flüssigkeit (90–100 Gramm)	Tagesmenge aufgeteilt in ca. 2–3 Einzeldosen; kombiniert mit 250 Milliliter kohlenhydratreicher Flüssigkeit oder zu den Mahlzeiten	
	Dauer: 1 Tag	Dauer: 6–8 Wochen	Dauer: 3–4 Wochen
	Menge: 20 Gramm pro Tag		
	Tagesmenge aufgeteilt in 4–5 Einzeldosen; 30 min danach jeweils 40–50 Gramm schnell verfügbare Kohlenhydrate + 50 Gramm Protein		
	Dauer: 1 Tag		
Slow load	Menge: 3–5 Gramm pro Tag	Menge: 3 Gramm pro Tag	Abschluss der Lade- und Erhaltungsphase
	Tagesmenge aufgeteilt auf 3 Einzeldosen; kombiniert mit circa 250 Milliliter kohlenhydratreicher Flüssigkeit	Tagesmenge aufgeteilt auf 2–3 Einzeldosen, kombiniert mit 250 Milliliter kohlenhydratreicher Flüssigkeit oder Einnahme während der Mahlzeiten	
	Dauer: ca. 4 Wochen	Dauer: ca. 4 Wochen	Dauer: 3–4 Wochen

(nach www.dopinginfo.ch)

Beeinträchtigungen der Enzymaktivitäten, der Energiebereitstellung und damit insgesamt der körperlichen Leistungsfähigkeit. Zusätzliche Einnahmen von Natriumbikarbonat kann die Pufferkapazität des Bluts verbessern, was sich wiederum positiv auf den Abtransport von Laktat aus dem Zellinneren, auf eine mögliche Stabilisierung des pH-Werts in den Zellen und damit auf die körperliche Leistungsfähigkeit auswirkt. Die Leistungsverbesserungen scheinen umso deutlicher auszufallen, je stärker die belastungsinduzierte Übersäuerung ist. Profitieren können damit Athleten, die sich kurzfristig sehr intensiv belasten, wie es beispielsweise beim 400-Meter-Sprint, beim olympischen Rudern oder beim 1-Kilometer-Zeitfahren der Fall ist.

Die Anwendung von Natriumbikarbonat und Natriumzitrat

Es wird zwischen einer einmaligen Anwendung und einer mehrtägigen Anwendung unterschieden:

- einmalige Anwendung: 0,3 Gramm Natriumbikarbonat oder 0,3 bis 0,5 Gramm Natriumzitrat pro Kilogramm Körpergewicht, circa 60 bis 90 Minuten vor Belastung mit mindestens einem Liter Flüssigkeit.
- mehrtägige tägliche Anwendung: viermal am Tag jeweils 0,125 Gramm Natriumbikarbonat pro Kilogramm Körpergewicht (insgesamt 0,5 Gramm pro Kilogramm Körpergewicht pro Tag) mit mindestens drei Stunden Pause zwischen den einzelnen Einnahmen.

Auch nach dem Absetzen der Supplementierung mit Bikarbonat blieb die leistungsfördernde Wirkung bis zu zwei Tage danach erhalten. Ein Tipp am Rande: Blicken Sie einmal auf das Etikett Ihrer Mineralwasserflasche. Es gibt einige Mineralwasser (zum Beispiel Überkinger, Rosbacher, Gerolsteiner, Heppinger, Fachinger oder Apollinaris), die mit über 1.000 Milligramm pro Liter einen guten Bikarbonatgehalt aufweisen. Ob dabei von Hydrogen- oder Bikarbonat die Rede ist, spielt keine Rolle.

Die Nebenwirkungen von Puffersubstanzen

Einnahmen von Natriumbikarbonat oder Natriumzitrat können Magen-Darm-Probleme, Störungen im Elektrolytstoffwechsel (zu geringe Kalium-, zu hohe Natriumkonzentrationen im Blut), Wahrnehmungsstörungen, Kribbeln, Taubheitsgefühle, Krämpfe oder aber auch Herzrhythmusstörungen zur Folge haben. Ein gleichzeitiger Verzehr von Milch kann zu erhöhten Kalziumkonzentrationen im Blut sowie Kalziumablagerungen in der Niere führen. Bluthochdruckpatienten und Personen mit eingeschränkter Nierenfunktion sollten auf die Verwendung der genannten Puffersubstanzen verzichten.

Zusammenfassung

Das Gesundheitspotenzial einer obst- und gemüsereichen Ernährung mit Vollkornprodukten, hochwertigen Pflanzenölen, Fisch und mäßigem Fleischkonsum beruht auf einer Vielfalt verschiedenster Wirkstoffe, die teilweise komplex zusammenwirken. Dieser Effekt kann von keinem Präparat übertroffen werden. Eine gezielte, kontrollierte und sorgfältig dosierte Anwendung von Nahrungsergänzungspräparaten kann dennoch in Einzelfällen sinnvoll sein.

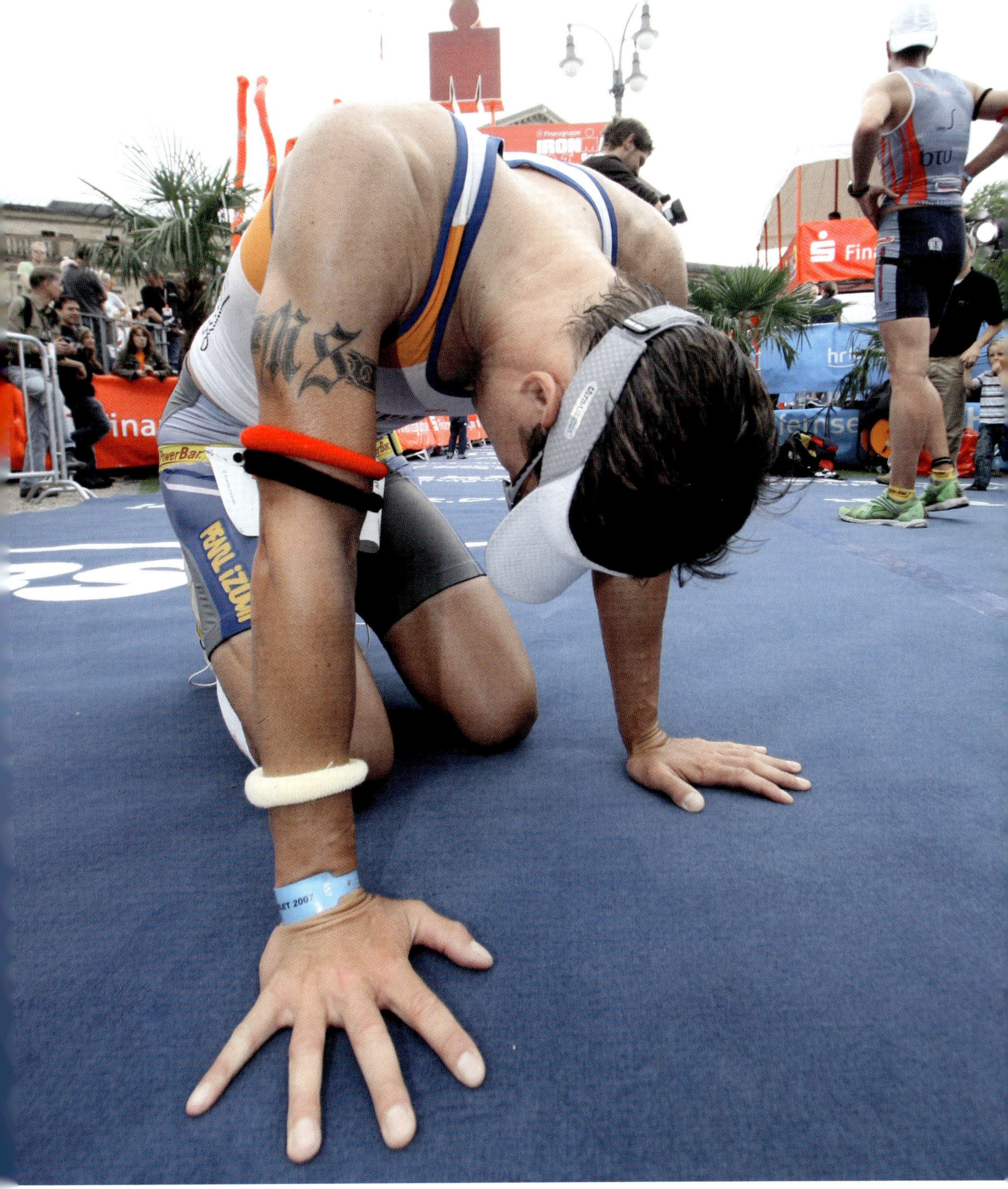

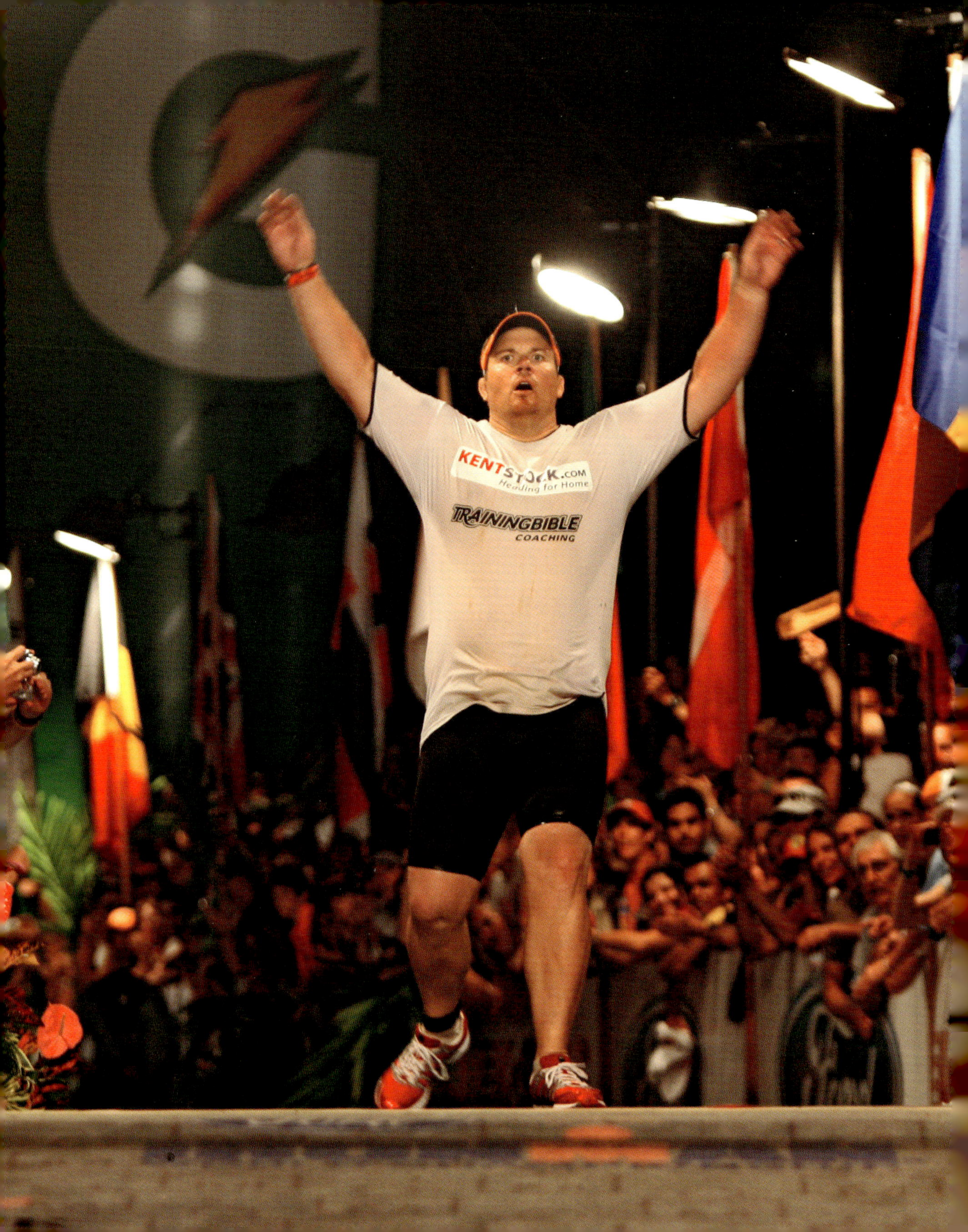
KENTSTOCK.COM
Heading for Home
TRAININGBIBLE
COACHING

Kapitel 13

Gewichts-management im Sport

Jeder ambitionierte Triathlet strebt ein optimales Körpergewicht an. Vor allem wenn es bergauf geht, kann jedes überflüssige Gramm zu viel sein und wertvolle Zeit kosten.

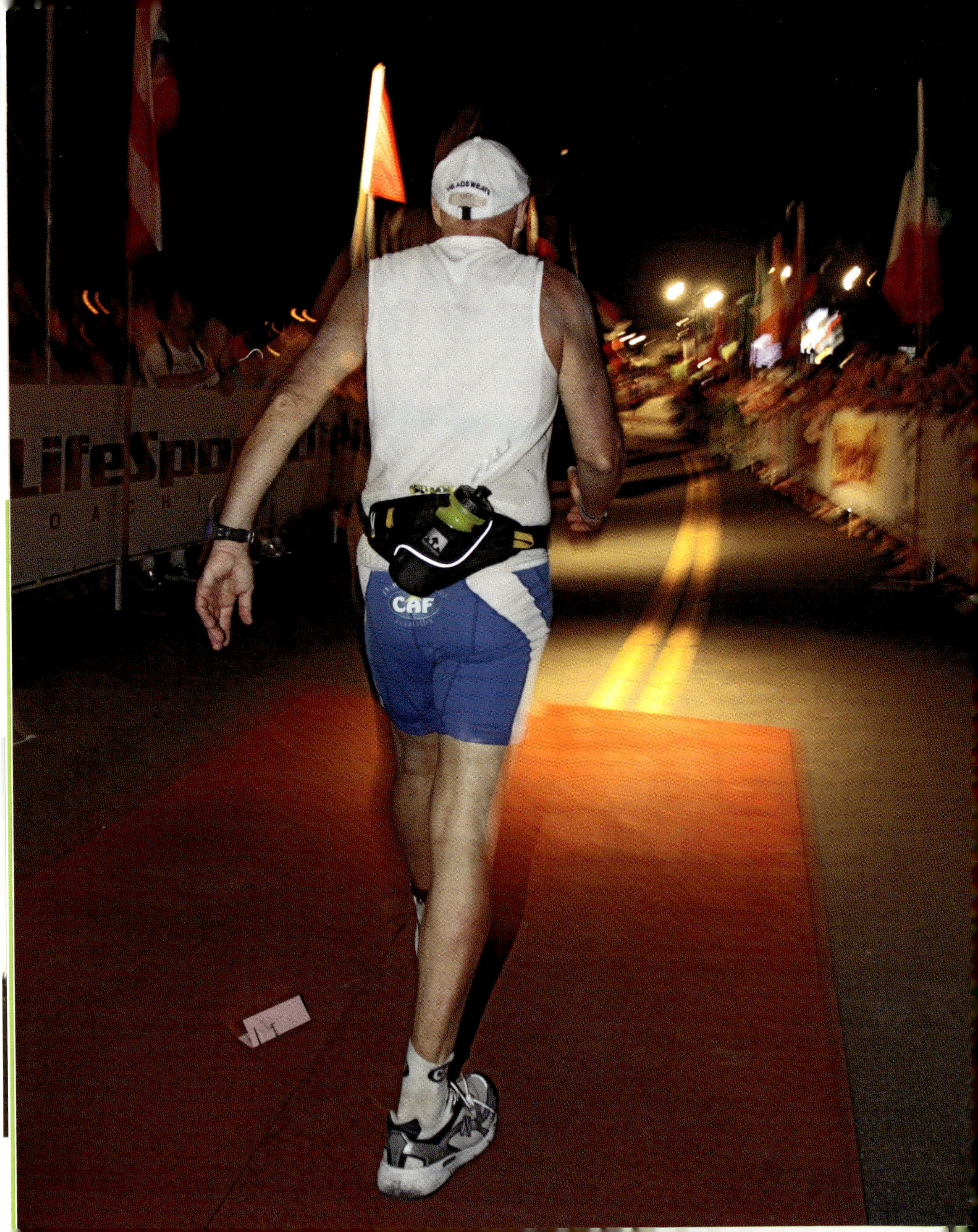
CAF

Nährwerte
Einkaufsliste
Literaturverzeichnis
Index

Die Nährwerte ausgewählter Lebensmittel (pro 100 Gramm bzw. 100 Millliter)

	kcal	kJ	KH	F	E
alkoholfreie Getränke					
Apfelsaft	47	197	11,7	0	0,1
Bier (alkoholfrei, 0,05 %)	28	117	5,4	0	0,3
Brombeersaft	38	159	7,8	0,6	0,3
Cola	44	184	11	0	0
Gemüsesaft	24	100	6	0	1
Grapefruitsaft	41	172	9,6	0,1	0,5
Himbeersaft	41	172	9,9	0	0,3
Holunderbeersaft	38	159	7,5	0	2
Johannisbeersaft (schwarz)	54	226	2	0	0,4
Limonade	49	205	12	0	0
Mineralwasser	0	0	0	0	0
Möhrensaft	30	126	5,9	0	0,9
Orangensaft	49	205	11	0,2	0,7
Tomatensaft	20	84	4	0	1
Traubensaft	69	289	17,1	0	0,2
Zitronensaft	35	146	8	0,2	0,4
alkoholische Getränke					
Apfelwein (5 %)	40	167	2,6	0	0
Bier (Alt-, 5 %)	43	180	0	0	0,5
Bier (Bock-, 5 %)	60	251	6,8	0	0,7
Bier (Dunkel-, 3 %)	33	138	0	0	0,4
Bier (Export-, 4 %)	49	205	5	0	0,5
Bier (hell, 4,8 %)	47	197	0	0	0,5

	kcal	kJ	KH	F	E
Bier (Lager-, 3,5 %)	38	159	4	0	0,4
Bier (Malz-, 1,4 %)	52	218	0	0	0,6
Bier (Pilsener, 3,5 %)	40	167	4	0	0,4
Dessertwein (18 %)	160	669	15	0	0,1
Eierlikör (20 %)	170	711	28	7,4	3,8
Likör (30 %)	166	695	30	0	0
Obstbranntwein (45 %)	235	983	0	0	0
Portwein	153	640	12	0	0
Rum (40 %)	231	967	0	0	0
Sherry (trocken)	117	490	1	0	0
Sekt (12 %)	83	347	4	3,5	0,1
Wein (Weiß-, 12 %)	79	331	3	0	0,1
Wein (Rot-, 12 %)	77	322	0,1	0	0,1
Weinbrand (38 %)	215	900	2	0	0
Whiskey (43 %)	238	996	0	0	0
Milch					
Buttermilch	41	172	4	1	4
Crème Fraîche	300	1256	7	30	4,6
Dickmilch	63	264	4,5	3,5	3,5
Joghurt (Natur-, 3,5 %)	68	285	4,6	3,8	3,9
Joghurt (Natur-, 1,5 %)	48	201	4,7	1,6	3,6
Kakaotrunk	59	247	10	0,5	3,5
Kefir	63	264	4,6	3,5	3,2
Kondensmilch (10 %)	176	736	12,5	10,1	8,8

	kcal	kJ	KH	F	E
Kuhmilch (3,5 %)	64	268	4,7	3,5	3,2
Kuhmilch (1,5 %)	45	188	4,7	1,5	3,3
Kuhmilch (entrahmt)	34	142	4,8	0,1	3,5
Mascarpone	387	1620	3,6	47,5	4,6
Milchreis	129	539	21	2,8	4
saure Sahne	114	477	4	10	3
Sauerrahm	188	787	3,7	18	2,9
Schlagsahne (30 %)	309	1293	3,4	31,7	2,4
Speisequark (40 % Fett i. Tr.)	171	715	3,3	12,1	12
Speisequark (20 % Fett i. Tr.)	118	494	3,4	4,9	12,6
Speisequark (Magerstufe)	81	339	4	0,6	17,2
Käse					
Appenzeller	386	1615	0	31,6	25,4
Brie (50 % Fett i. Tr.)	352	1473	0,1	27,9	22,6
Camembert (60 % Fett i. Tr.)	381	1594	0	34	17,9
Camembert (45 % Fett i. Tr.)	288	1205	0	22,8	18,7
Camembert (30 % Fett i. Tr.)	214	895	0	13,2	21,9
Chester	398	1665	0,4	32,2	25,4
Frischkäse (60 % Fett i. Tr.)	341	1427	0	30,5	14,6
Edamer (45 % Fett i. Tr.)	369	1544	0	28,3	24,8
Edamer (30 % Fett i. Tr.)	265	1109	0	16,2	26,4
Emmentaler	398	1665	0	30,5	27,4
Feta (45 % Fett i. Tr.)	236	990	0	18,8	17
Feta (30 % Fett i. Tr.)	168	703	0	9,5	19
Gouda (45 % Fett i. Tr.)	384	1607	0	25,5	29,2
Harzer (Korbkäse)	134	561	0	2	29
körniger Frischkäse (20 % Fett i. Tr.)	108	452	0	4,5	14
Mozzarella (45 % Fett i. Tr.)	225	941	0	16,1	19,9
Mozzarella (10 % Fett i. Tr.)	176	736	0	10	19

	kcal	kJ	KH	F	E
Parmesan	389	1628	0,1	25,8	35,6
Roquefort (52 % i. Tr.)	361	1512	0	31	21
Schmelzkäse (60 % Fett i. Tr.)	347	1452	4,0	30,3	13,5
Schmelzkäse (50 % Fett i. Tr.)	335	1402	4,5	26,2	14,9
Schmelzkäse (40 % Fett i. Tr.)	277	1159	5	19,6	17,3
Schmelzkäse (30 % Fett i. Tr.)	218	912	5,7	12,8	18,2
Schmelzkäse (20 % Fett i. Tr.)	196	820	7,5	9	19,9
Tilsiter (45 % Fett i. Tr.)	357	1494	0	26,3	27,7
Eier					
Eidotter	354	1481	0,6	31,9	16,1
Eiweiß	49	205	0,8	0,2	10,9
Hühnerei, ganz	158	661	0,7	11,5	12,8
Fette					
Butter	754	3155	0,7	83,2	0,7
Distelöl	899	3761	0	99,9	0
Erdnussbutter	597	2499	5	50	25
Erdnussöl	895	3745	0,2	99,4	0
Kokosfett	894	3741	0	99	0,8
Leinöl	900	3766	0	99,9	0
Maiskeimöl	899	3761	0	99,9	0
Margarine	720	3013	0,5	80,5	0,5
Mayonnaise	743	3112	2	82,5	1
Olivenöl	897	3753	0,2	99,6	0
Palmöl	898	3757	0	99,8	0
Salatcreme (25 %)	274	1146	12	25	1
Sesamöl	896	3749	0	99,5	0
Sojaöl	899	3761	0	99,9	0
Sonnenblumenkernöl	898	3757	0	99,8	0
Walnusskernöl	896	3749	0	99,5	0

	kcal	kJ	KH	F	E
Nüsse					
Cashewkern	600	2510	30,5	46	17,2
Erdnuss (frisch)	333	1393	8,3	25	15
Erdnuss (geröstet)	629	2632	12	49	26
Haselnusskern	656	2745	11,4	61	13
Haselnusskrokant	461	1926	83	13	3
Kastanie	215	900	36	1,9	3,4
Kokosnuss	367	1536	4,8	34	4,2
Kürbiskern	560	2344	14	45,6	24
Leinsamen (geschrotet)	431	1803	0	38	22,3
Macadamianusskern (geröstet)	706	2955	0	76,5	7
Mandeln	640	2678	3,7	54	19
Maronen-Püree	81	343	16,6	0,9	1,6
Paranusskern	703	2941	3,6	67	14
Pinienkern	575	2408	7	50,7	24
Pistazienkern	638	2669	17,5	54	19
Sesam	559	2339	10,2	50,4	17,7
Sonnenblumenkern (geschält)	524	2192	12,3	36	27
Walnusskern	690	2887	12,1	64	15
Kartoffeln					
Bratkartoffeln	195	816	16,5	10	2,8
Kartoffeln (mit Schale)	68	285	14,8	0	2
Kartoffeln (ohne Schale)	85	356	14,8	0	2
Kartoffeln, geröstet	122	510	15	1	3,1
Kartoffelchips	582	2435	40,5	39,4	5,5
Kartoffelpüree (mit Wasser)	43	180	82,8	0,1	1,2
Kartoffelpüree (mit Milch)	55	230	11	0,8	1,8
Kartoffelpuffer	247	1033	18,5	15,5	3,5
Knödel und Klöße	112	469	30	0	1

	kcal	kJ	KH	F	E
Kroketten (Fritteuse)	196	820	28	10,4	2,2
Pommes frites (Fritteuse)	252	1054	35,7	10	4,6
Gemüse					
Artischocke	59	247	12,2	0,1	2,4
Aubergine	17	72	2	0,1	1
Avocado	233	975	3,4	23,5	1,9
Blumenkohl	27	113	4	0,2	2,4
Bohnen (grün, frisch)	35	146	6,1	0,3	1,9
Bohnen (grün, in Dosen)	23	96	4,2	0,1	1,2
Brokkoli	33	138	4,3	0,2	3,5
Champignons (frisch)	15	64	1	0,2	3
Champignons (in Dosen)	14	60	0	0,2	3
Chicorée	16	67	2,3	0,2	1,3
Chinakohl	16	67	2	0,3	1,2
Endivie	19	80	2,6	0,2	1,7
Erbsen (grün, roh)	79	331	12,4	0,5	6,3
Erbsen (in Dosen)	56	234	9,4	0,4	3,6
Feldsalat	21	88	2,7	0,3	1,8
Frühlingszwiebel	42	176	8,5	0,3	0,9
Grünkohl	57	239	6,1	0,9	6
Gurke (roh, ungeschält)	13	54	2	0,2	0,8
Knoblauch	142	593	28	0,1	6
Kohlrabi	31	130	5,6	0,1	2
Kopfsalat	17	71	2,2	0,2	1,4
Kürbis	27	113	5,5	0,1	1
Mais (ganzer Kolben)	375	1569	71	4	9
Maiskolben	125	525	19	1	3
Maiskörner (in Dosen)	57	238	10	0,8	2
Mangold	23	96	2,9	0,3	2,1

	kcal	kJ	KH	F	E
Möhren (frisch)	41	172	8,7	0,2	1,1
Möhren (in Dosen)	16	68	3	0,1	1
Oliven (grün)	143	600	2	13,9	1
Oliven (schwarz)	353	1478	5	35,8	2
Paprikaschoten (frisch)	24	100	4,1	0,3	1,2
Peperoni	20	83,7	3,1	0,3	1,2
Porree	26	107	3	0,3	2
Radieschen	20	84	3,5	0,1	1,1
Rettich	19	80	3,4	0,1	1
Rhabarber (roh)	18	75	3,7	0,1	0,6
Rosenkohl	52	218	6,7	0,6	4,9
Rote Bete	44	184	9,1	0,1	1,6
Rotkohl	30	126	5,3	0,2	1,7
Rucola	17	70	4	0,1	0
Sauerkraut	25	103	4	0,3	1,5
Sellerie (Blatt)	24	100	4,3	0,2	1,1
Sellerie (Knolle)	40	167	7,4	0,3	1,7
Spargel (frisch)	26	109	3,8	0,2	2,2
Spargel (in Dosen)	20	84	2,3	0,3	1,9
Spinat	17	73	1	0,3	3
Süßkartoffel	118	494	26,6	0,6	1,6
Tomaten (getrocknet)	258	1081	55,8	3	14,1
Tomaten (in Dosen)	21	88	3,6	0,2	1,1
Tomaten (roh)	0	0	3,7	0	0
Tomatenmark	74	309	13	0,2	4
Tomatenmark (gesalzen)	50	209	9	2,3	0,5
Wirsing	30	126	4,1	0,4	2,6
Zucchini	19	80	2	0,4	2
Zwiebel (roh)	40	167	8,1	0,2	1,5

	kcal	kJ	KH	F	E
Hülsenfrüchte					
Bohnen (weiß)	330	1381	57,6	1,6	21,3
Erbsen (gelb, geschält)	347	1452	60,7	1,4	23
Kichererbsen	346	1448	59	3,4	19,8
Linsen	331	1385	56,2	1,4	23,5
Sojabohnen	418	1749	27	18	37
Getreide					
Buchweizen (Vollmehl)	351	1469	70	2,7	11,7
Dinkelmehl (Vollkorn)	310	1317	61,2	2	11,9
Dinkelmehl (Type 630)	340	1423	67,9	1	13,7
Dinkelmehl (Type 1050)	329	1398	67,2	1,8	11,2
Gerste (Graupen)	350	1464	74	10,4	10,4
Grünkernmehl	360	1506	75	2	10,4
Hirseflocken	380	1590	77	2,6	11,3
Haferflocken (Schmelzflocken)	399	1669	66	9,9	12
Haferflocken (Vollkorn)	393	1644	66	9	11,7
Hirse (Korn)	362	1515	71	3,9	10,6
Mais (Korn)	355	1485	71	3,8	9,2
Mais (Vollmehl, gelb)	368	1539	74	4	9
Paniermehl	358	1499	74	2,1	10
Reis (Korn, unpoliert)	351	1468	75	2,2	7,4
Reis (Korn, poliert)	348	1456	79	0,6	7
Roggen (Korn)	312	1305	61	1,6	11,2
Roggen (Kleie)	260	1089	16	4,3	18
Roggenmehl (Type 815)	342	1431	76	1,1	7,5
Roggenmehl (Type 997)	343	1435	75	1,1	8
Roggenmehl (Type 1150)	337	1410	71	1,4	8
Roggenmehl (Type 1700)	311	1301	62	1,4	10,4
Roggenmehl (Vollkorn)	292	1239	58,8	1,5	10,8

	kcal	kJ	KH	F	E
Weizen (Korn)	321	1343	60	2	11,4
Weizen (Grieß)	344	1439	72	1	10,8
Weizen (Kleie)	268	1121	25	4	14,7
Weizenmehl (Type 405)	336	1406	71	1,3	9,8
Weizenmehl (Type 550)	337	1410	71	1,1	10,9
Weizenmehl (Type 1050)	344	1439	68	1,8	11,6
Weizenmehl (Type 1800)	323	1351	60	2	14,7
Weizenmehl (Vollkorn)	309	1293	59,5	2,4	11,4

Stärkemehl

	kcal	kJ	KH	F	E
Kartoffelstärke	337	1410	83	0,1	0,6
Maisstärke	349	1460	87	0,1	0,4
Reisstärke	343	1435	85	0	0,8
Weizenstärke	350	1464	87	0,1	0,4

Knabbereien

	kcal	kJ	KH	F	E
Blockschokolade	490	2051	61	59	5
Bonbons (Karamel-)	391	1636	91	5	5
Bonbons (Frucht-)	376	1573	94	0	0
Butterkekse	480	2008	61,8	21,2	9,9
„Choclait Chips“	486	2034	59,6	24,8	6
Erdnüsse (geröstet u. gesalzen)	629	2642	21	49	26
Gummibärchen	328	1372	76	0	6
Kartoffelchips	582	2435	46,5	39,4	5,5
Kuvertüre (Vollmilch-)	553	2315	53	35	7
Kuvertüre (weiße Schokolade)	570	2386	55	36	6
Kuvertüre (Halbbitter-)	252	2200	32	55	4
Lakritz	352	1473	78,5	0	0,5
Löffelbiskuit	414	1734	71,8	8,3	12,2
Marshmallows	333	1394	80	0	2
Marzipan	431	1803	56	20	6,7

	kcal	kJ	KH	F	E
Nougat	500	2092	66	24	5
Nuss-Nougat-Creme	550	2301	50	35	5
Popcorn (ungesüßt)	403	1690	6,7	5	12,7
Salzgebäck	469	1968	63	19,9	9,4
Schokolade (Halbbitter-)	507	2121	54	30	5,3
Schokolade (Vollmilch-)	526	2201	56	30	8
Schokolade (Zartbitter-)	496	2078	44	32,7	7
„Studentenfutter“	556	2324	32	40	17
Zwieback	397	1659	75,1	6,2	10,3

Zucker

	kcal	kJ	KH	F	E
Ahornsirup	266	1111	66	0	0
Honig	306	1283	75	0	0
Rohrzucker	386	1639	96	0	0
Vollrohrzucker	372	1581	93	0	0
Zucker (braun)	390	1630	98	0	0
Zucker (weiß)	405	1697	100	0	0

Obst

	kcal	kJ	KH	F	E
Ananas (in Dosen)	87	365	20	0,1	0
Apfel	60	251	13,5	0,6	0,2
Apfelsine	53	222	11,9	0,2	1
Aprikose	55	230	12,3	0,2	1
Aprikosen (getrocknet)	231	983	54	0,1	2,2
Banane	96	402	22,5	0,2	1,1
Birne	60	251	13,4	0,4	0,6
Brombeere	49	205	8,7	1	1,2
Cranberry (getrocknet)	315	1337	77	0,7	0,2
Dattel (getrocknet)	285	1194	66	0,5	2
Erdbeere	37	155	7,3	0,5	0,8
Feige	78	326	17,4	0,4	1,3

	kcal	kJ	KH	F	E
Feige (getrocknet)	272	1152	61	1,6	2,7
Grapefruit	43	180	9,8	0,2	0,6
Heidelbeere	37	154	6,1	0,6	0,7
Himbeere	46	192	9,3	0,4	1,3
Honigmelone	21	90	5	0	0,6
Johannisbeere (rot)	45	188	9,7	0,2	1,1
Johannisbeere (schwarz)	54	226	11,6	0,2	1,5
Johannisbeere (weiß)	38	159	8,6	0	0,9
Kirsche (sauer)	53	222	9,9	0,5	0,9
Kirsche (süß)	63	262	13,3	0,3	0,9
Kiwi	56	235	12	0	0,8
Mandarine	45	188	10,2	0,2	0,6
Mandarine (in Dosen)	83	348	19	0,2	1
Mango	59	253	15,3	0	0,5
Melone (ohne Schale)	24	102	5,3	0	1
Nektarine	50	214	12,4	0,9	0,9
Papaya	26	110	7	0	0,4
Passionsfrucht	34	147	6,2	0	2,8
Pfirsich	43	180	9,8	0,1	0,7
Pflaume	67	280	16	0,1	0,6
Pflaume (getrocknet)	220	919	48	0,5	2,4
Preiselbeere	46	192	9,7	0,6	0,7
Rosine	298	1247	66	0,5	2
Schattenmorelle (im Glas)	34	142	8	0	0,2
Stachelbeere	38	159	8,3	0,2	0,8
Wassermelone	27	113	5,6	0,2	0,6
Weintraube	73	305	16,9	0,3	0,7
Zitronat	292	1220	70	0,4	0,4
Zitrone	38	159	7,4	0,5	0,9

	kcal	kJ	KH	F	E
Fisch					
Heilbutt	101	423	1	2,3	20,1
Hering (ganz)	234	979	0	18,5	16,8
Hering (Filet)	207	866	4,1	15	18
Kabeljau (ganz)	76	318	0	0,7	17,4
Kabeljau (Filet)	68	285	0	0	17
Krabben (frisch)	91	382	1	1,4	19
Lachs (frisch)	131	574	0	6,3	18
Lachs (geräuchert)	138	579	0	6,7	19
Makrele	180	753	0	11,6	18,8
Rotbarsch	105	439	0,4	3,6	18,2
Sardine	124	519	0	5,2	19,4
Scholle	76	318	0	0,8	17,1
Seelachs	80	335	0	0,8	8,3
Seezunge	77	322	0	1,4	17,5
Thunfisch (frisch)	222	929	0	15	22
Thunfisch (in Dosen)	222	929	0	15,7	21
Fleisch					
Brathähnchen	107	448	0	4	15
Eisbein (Haxe)	186	778	0	12,2	19
Ente	227	950	0	17,2	18,1
Gans	342	1414	0	31	15,7
Hackfleisch	202	845	0	12,5	22,5
Hähnchenbrust	102	427	0	1	22
Hirsch	112	469	0	3,3	20,6
Kalbsbrust	131	548	0	6,3	18,6
Kalbsfilet	96	402	0	1,4	20,6
Kalbskotelett	112	469	0	3,1	21,1
Kalbsschnitzel	99	414	0	1,8	20,7

	kcal	kJ	KH	F	E
Kalbssteak	105	439	0	2	20
Kasseler	237	992	0	17	20,9
Keule (Hinterschinken)	274	1146	0	22,9	16,9
Kotelett (mager)	130	544	0	4	22
Kotelett (mittelfett)	160	669	0	9	19
Lammbrust	381	1594	0	37	12
Lammfilet	112	469	0	3,4	20,4
Lammkotelett	348	1456	0	32	14,9
Lammschnitzel	131	548	0	6,1	19,1
Leber	121	506	5,3	2,1	20,3
Lende (Roastbeef)	174	728	0	10,2	20,6
Mett	318	1331	0	27,5	17,5
Pute (ausgewachsen)	212	887	0	15	19,2
Pute (Jungtier)	151	632	0	6,8	22,4
Putenbrust	114	477	0	3,6	20,5
Putenschnitzel	145	607	0	5	22
Rehrücken	122	510	0	3,6	22,4
Rindfleisch (sehr mager)	111	464	0	2	22
Rindfleisch (mager)	173	723	0	11	15
Rindfleisch (mittelfett)	238	996	0	18	15
Rindfleisch (fett)	293	1226	0	24	14
Schinken (roh)	227	950	0	15	16
Schinken (gekocht)	124	519	1	5	19
Schnitzel (Oberschale)	106	444	0	1,9	22,2
Schweinefleisch (mager)	143	598	0	7	19
Schweinefleisch (mittelfett)	276	1155	0	21	18
Schweinefleisch (fett)	389	1628	0	37	10
Speck (geräuchert u. gesalzen)	621	2598	0	65	9,1
Wiener Würstchen	304	1274	0	27,7	14